高等院校医学实验教学系列教材

医学化学实验

第2版

主　编　夏春辉　付　双
副主编　许　凤
编　者　（按姓氏笔画排序）

王海君（齐齐哈尔医学院）　　付　双（齐齐哈尔医学院）
孙　革（齐齐哈尔医学院）　　许　凤（齐齐哈尔医学院）
李　爽（齐齐哈尔医学院）　　李红梅（齐齐哈尔医学院）
邹淑君（黑龙江中医药大学）　赵占义（哈尔滨医科大学）
侯　鹏（齐齐哈尔医学院）　　夏春辉（齐齐哈尔医学院）
崔继文（佳木斯大学）

科学出版社

北　京

内　容　简　介

本书根据医药学各专业教学大纲中对化学实验的要求，按照医药学学生岗位胜任力的实际需要，综合基础化学实验和有机化学实验编写而成。内容包括医学化学实验基础知识(涵盖安全知识、化学试剂、仪器设备、基本操作)，基础性实验16个，综合设计实验11个，视频演示实验2个；共四个部分4个专题、29个实验；减少了验证性实验内容，增加了综合设计性实验，强调医学化学实验基本技术，书后附有适用的附表。各院校可根据自己的实际情况和学时数选做若干实验。

本书适用于医药专业本科学生使用，也可以作为学生和教师的参考资料，或供实验技术人员准备实验用。

图书在版编目(CIP)数据

医学化学实验 / 夏春辉，付双主编. —2版. —北京：科学出版社，2015.9
ISBN 978-7-03-045328-0

Ⅰ.① 医…　Ⅱ.① 夏…　② 付…　Ⅲ.① 医用化学–化学实验–医学院校–教材　Ⅳ.① R313-33

中国版本图书馆CIP数据核字(2015)第184526号

责任编辑：朱　华 / 责任校对：张怡君
责任印制：赵　博 / 封面设计：范璧合

科学出版社出版
北京东黄城根北街16号
邮政编码：100717
http://www.sciencep.com
天津市新科印刷有限公司 印刷
科学出版社发行 各地新华书店经销
*
2011年11月第　一　版　开本：787×1092　1/16
2015年 9 月第　二　版　印张：6 1/2
2022年 8 月第九次印刷　字数：136 000
定价：29.80元
(如有印装质量问题，我社负责调换)

高等院校医学实验教学系列教材
编　委　会

序

齐齐哈尔医学院组织编写的“高等院校医学实验教学系列教材”丛书（第1版）于2011年在科学出版社出版，获得了参编院校广大师生的欢迎和好评。按照《国家中长期教育改革和发展规划纲要（2010—2020年)》的要求，配合教育部“十二五”普通高等教育本科国家级规划教材建设，全面推进现代医学实验教学的发展，加大对实验项目、实验条件、实验教学体系的改革力度，建立以能力培养为主线，分层次、多模块、互相衔接的实验教学体系，与理论教学既联系又相对独立，实现基础与前沿、经典与现代的有机结合是我们修订及编写本系列教材的初衷。

依照此要求修订及编写的基础医学实验系列教材，其编写指导思想是“符合人才培养需求，体现教育改革成果，确保教材质量，形式新颖创新”。配合教育部、卫健委提出的要逐步建立“5+3”（五年医学院校本科教育加三年住院医师规划培训）为主体的临床医学人才培养体系。依照“三基、五性、三特定”原则，我们广泛听取了读者和同仁对上版教材的反馈意见，在继承和发扬原教材优点的基础上，修改不足之处。

本次系列实验教材修订，我们和多所医学院校合作，由长期工作在教学和科研一线的教师编写而成，他们分别来自齐齐哈尔医学院、哈尔滨医科大学、内蒙古医科大学、天津医科大学、大连医科大学、黑龙江中医药大学、厦门大学、绍兴大学、陕西中医学院、中国中医科学院、中央民族大学、牡丹江医学院、佳木斯大学、华中科技大学同济医学院、北华大学15所院校，力求做到体系创新、理念创新及编写精美。

本系列实验教材的实验内容在原有的基本实验操作及常用仪器使用、经典验证性实验、综合性实验和创新性实验，实验报告等基础上，增加了虚拟仿真实验。系列教材由上版7本，再版后增至8本，包括《人体解剖学实验》《医学微形态学实验》《医学机能实验学》《医学细胞生物学与遗传学实验》《医学免疫学与病原生物学实验》《生物化学与分子生物学实验》《医学物理学实验》和《医学化学实验》。

本系列教材读者对象以本科临床医学专业为主，兼顾预防、口腔、影像、检验、护理、药学、精神医学等专业需求，涵盖医学生基础医学全部的实验教学内容。

由于水平和时间的限制，难免存在疏漏，敬祈同仁和广大读者批评、指正。

李　涛　张淑丽　高　音

2015年6月

前　言

本教材在第 1 版教材《医学化学实验》的基础上，将基础化学与有机化学两门课的实验课合并而成的一门新课。这门课程旨在培养学生设计实验的能力，加强学生基本实验技能的训练，锻炼学生独立思考问题、解决问题的能力。

考虑到这门课程的特点，目前尚没有合适的教材供使用，齐齐哈尔医学院、哈尔滨医科大学、佳木斯大学、黑龙江中医药大学四所院校的教师们通力合作，查阅了大量的文献，并结合多年的教学经验，编写成了《医学化学实验》一书。本书减少了验证性实验内容，增加了综合设计性实验，强调医学化学实验基本技术。各院校可根据自己的实际情况和学时数选做若干实验。此外，我们还编写了一些很适用的附表，可以作为学生和教师的参考资料，也可供实验技术人员准备实验用。

本书共四章，其中夏春辉编写第一章，第二章实验一～实验六，第四章实验二十八；付双编写第二章实验八～实验十五，第三章实验二十（三）；许凤编写第二章实验七，第三章实验二十（一）、实验二十一、实验二十三～实验二十六；李红梅编写第二章实验十六，第三章实验二十（二）；孙革编写第三章实验十九、二十二；王海君编写第三章实验十七；侯鹏编写第四章实验二十九；崔继文编写第三章实验二十七；邹淑君编写第三章实验十八；赵占义编写附录；李爽编写荧光分光光度计、红外分光光度计及高效液相色谱仪。

本书在编写过程中由于时间仓促，限于编者水平，缺点和错误在所难免，不当之处，敬请读者批评指正。

夏春辉　付　双

2015 年 6 月

目　录

第一章　医学化学实验基础知识

第一节　医学化学实验的安全知识

为了防止事故的发生和事故发生后的及时处理，在进行医学化学实验时下列事项应引起高度重视，并切实遵守。

一、实验时的一般注意事项

为了保证医学化学实验正常、安全、有序进行，我们必须注意以下事项：

(1) 实验前必须认真预习，了解实验中使用药品的性能和有可能引起的危害及相应的注意事项。

(2) 实验中遵守实验室安全规程，认真操作，仔细观察，如实记录，并经常注意反应是否正常，有无碎裂和漏气的情况，反应是否正常进行。

(3) 对有可能发生危险的实验，应采用必要的防护措施，如戴防护手套、眼镜、面罩等防护设备。

(4) 各种药品不得随意遗弃，废液应倒入指定的回收容器中(严禁将废液倒入水槽中)。

(5) 熟悉灭火消防器材的存放位置和正确使用方法。

(6) 严禁在实验室中吸烟、喝水和吃食物。

(7) 实验结束后，把实验台面收拾干净，按要求将仪器洗刷干净，并把仪器、试剂等摆放整齐，然后关好水、电、门、窗，经教师检查后方可离开。

二、实验中事故的预防及处理

1. 着火预防及处理　为预防着火发生，在医学化学实验中使用易燃物质时须做到：

(1) 不能用敞口容器存放、加热易燃物质。

(2) 加热时，应根据实验要求及易燃物的特点选择热源，注意远离明火。

(3) 尽量防止或减少易燃的气体外逸，注意室内通风。

(4) 不得将易燃、易挥发物倒入废液缸内。

(5) 回流或蒸馏易燃有机溶剂时，应加入沸石，防止暴沸，如事先忘记加沸石，应等液体冷却后再加入。

如果发生了着火事故，一方面立即熄灭附近所有火源，切断电源，移开附近未着火的易燃物，另一方面立即灭火。灭火时，视着火情况采取以下不同的处理方法：

(1) 火势小时，可用湿布盖灭，或用沙子灭火。

(2) 油浴和有机溶剂着火时，要用沙子或灭火器灭火，绝对不能用水浇。因为油和一般有机物都比水轻，泼水后，火不但不熄，反而漂浮在水面燃烧，火随水流促其蔓延。

(3) 电器着火时，应切断电源，然后使用不导电的二氧化碳灭火器或四氯化碳灭火器来灭火，决不能用水或泡沫灭火器灭火。

(4) 身上着火时，切勿乱跑，应用厚的外衣包裹使其熄灭，必要时在地上滚动以熄灭火焰。

(5) 大火时，应根据具体情况采用下列灭火器材：

二氧化碳灭火器：二氧化碳灭火器用以扑灭有机物及电器设备着火。使用时注意：一手提灭火器，一手应握在喷二氧化碳喇叭筒的把手上(不能手握喇叭筒，以免冻伤)。

四氯化碳灭火器：四氯化碳灭火器用以扑灭电器内或电器附近的火，但不能在通风不良的实验室中应用，因为四氯化碳在高温下能生成剧毒的光气(碳酰氯)，而且与金属钠接触会发生爆炸。

泡沫灭火器：由于泡沫灭火器喷出大量的硫酸氢钠、氢氧化铝，污染严重，给后处理带来麻烦，因此，除不得已时最好不用这种灭火器。

不管用哪一种灭火器都是从火的周围开始向中心扑灭。

2. 割伤预防与处理 医学化学实验中使用的玻璃仪器容易割伤皮肤，所以在操作仪器时应注意：

(1)预防

1)玻璃管(棒)切割后，断面应在火上烧熔，以消除棱角。

2)正确使用操作技术。

(2)处理：如果割伤了皮肤，视割伤情况采取以下不同的处理方法：

1)若伤口较小，则清除玻璃碎片，让血流片刻，再用蒸馏水洗净伤口，涂上红药水，撒上止血粉，用纱布包扎好。

2)伤口较大或割破了主血管，则应用力按紧主血管，以防止大出血，及时送医院治疗。

3. 中毒预防与处理 医学化学实验中使用的药品大多数有毒，因此在实验时应注意：

(1)预防

1)称量任何药品都应使用工具，不得用手直接接触。

2)药品不要沾在皮肤上，尤其是剧毒的药品。

3)使用和处理有毒或腐蚀性物质时，应在通风柜中进行，并戴上防护用品。

4)对沾染过有毒物质的仪器和用具，实验完毕应立即采取适当方法处理以破坏或消除其毒性。

5)实验完毕后应立即洗手。

(2)处理：如果发生了中毒，视中毒情况采取以下不同的处理方法：

1)皮肤接触可渗透入皮肤的有毒物质时，如硝基化合物、二甲亚砜、含磷有机物等，应立即用酒精擦洗，然后用肥皂和水冲洗。

2)毒物溅入口中而没有咽下时，应立即吐出来，用大量水冲洗口腔。如已经吞下，应根据毒物的性质给以解毒剂，并立即送医院。

3)吞下强酸：先饮大量水，然后服用鸡蛋白、牛奶、氢氧化铝膏，不要吃呕吐剂。

4)吞下强碱：先饮大量水，然后服用醋、鸡蛋白、牛奶、酸果汁，不要吃呕吐剂。

5)当吸入有毒气体时，应立即将中毒者抬到室外，平卧，解开衣领及纽扣。对于吸入少量氯气和溴蒸气时，可用碳酸氢钠溶液漱口后，并立即送医院。

第二节 化学试剂

一、化学试剂的等级标志和符号

常用国产化学试剂的等级标志与符号见表1-1。

表 1-1　常用化学试剂的等级标志和符号

级别	一级品	二级品	三级品	四级品	五级品
标志	优级纯(保证试剂)	分析纯(分析试剂)	化学纯	实验试剂	生物试剂
代号	GR	AR	CP	LR	BR 或 CR
瓶签颜色	绿色	红色	蓝色	棕色	黄色

除上述几种试剂外，还有基准试剂、高纯试剂、光谱纯试剂等。基准试剂杂质的含量相当于优级纯试剂，高纯和光谱纯试剂杂质的含量比优级纯试剂低。

二、化学试剂的取用

1. 液体试剂的取法

(1) 从磨口试剂瓶取用试剂的方法：取下瓶塞把它仰放在台上，用左手的大拇指、食指和中指拿住容器(如试管，量筒等)，用右手拿起试剂瓶(注意使试剂瓶上的标签对着手心)，倒出所需量的试剂。倒完后，将试剂瓶口在容器上靠一下，竖直放置试剂瓶(避免遗留在瓶口的试剂从瓶口流到试剂瓶的外壁)，再将瓶塞盖在试剂瓶上，把试剂瓶放回原处，并使瓶上的标签朝外。

(2) 滴管取用少量试剂的方法：首先提起滴管，使管口离开液面。然后用手指紧捏滴管上部的橡皮胶头(赶出滴管中的空气)，将滴管伸入试剂瓶中，放开手指，吸入试剂。再提起滴管，将试剂滴入试管或烧杯中。一般滴管的一滴液体体积约为 0.05 毫升，即 1 毫升约为 20 滴。

(3) 定量取用试剂的方法：用量筒或移液管定量取用试剂。取用时应注意多余的试剂不能倒回原瓶，应倒入指定容器内供他人使用。

2. 固体试剂的取法　固体试剂取用一般使用药匙。此外，有毒固体药品须在教师指导下取用。

第三节　医学化学实验玻璃仪器与设备

一、医学化学实验玻璃仪器

(一) 医学化学实验常用玻璃仪器

化学实验常用玻璃仪器一般具有很好的透明度、一定的机械强度、良好的绝缘性能、很高的化学稳定性与热稳定性等。医学化学实验常用玻璃仪器为试管、烧杯、烧瓶、冷凝管、蒸馏头、接液管、抽滤瓶、抽滤管、漏斗、研钵、蒸发皿、表面皿、称量瓶、量筒、量杯、容量瓶、移液管与滴定管等。

1. 试管与烧杯　试管(见图 1-1A)主要用作少量试剂的反应容器，常用于定性试验。烧杯(见图 1-1B)主要用于配制、煮沸、蒸发、浓缩溶液，或用于进行化学反应、少量物质的制备等。

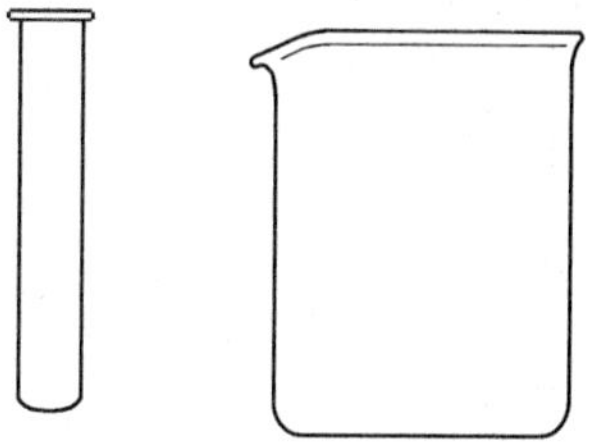

A　　B

图 1-1　试管与烧杯示意图
A. 试管　B. 烧杯

2. 烧瓶　烧瓶主要包括圆底烧瓶、平底烧瓶、蒸馏烧瓶、克氏蒸馏烧、三角烧瓶(也称锥形瓶)。平底烧瓶(见图 1-2A)适于轻度加热液体，圆底烧瓶(见图 1-2B)特别适于加热煮沸液体，蒸馏烧瓶(见图 1-2C)用于液体蒸馏或分馏，克氏蒸馏烧瓶(见图 1-2D)用于液体减压蒸馏，三角烧瓶(见图 1-2E)一般用于滴定、制取气体或反应容器等。

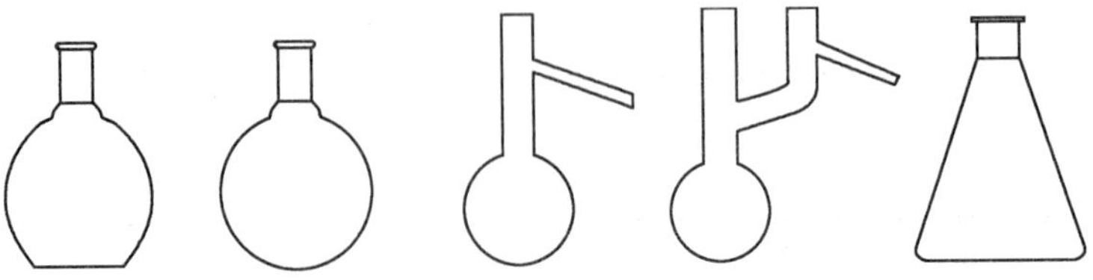

A　B　C　D　E

图 1-2　烧瓶示意图

A. 平底烧瓶　B. 圆底烧瓶　C. 蒸馏烧瓶　D. 克氏蒸馏烧瓶　E. 锥形瓶

3. 冷凝管　冷凝管也称冷凝器，供蒸馏回流操作中冷凝用。常见的冷凝管有直形冷凝管（见图 1-3A）、球形冷凝管（见图 1-3B）、蛇形冷凝管（见图 1-3C）与空气冷凝管（见图 1-3D）。

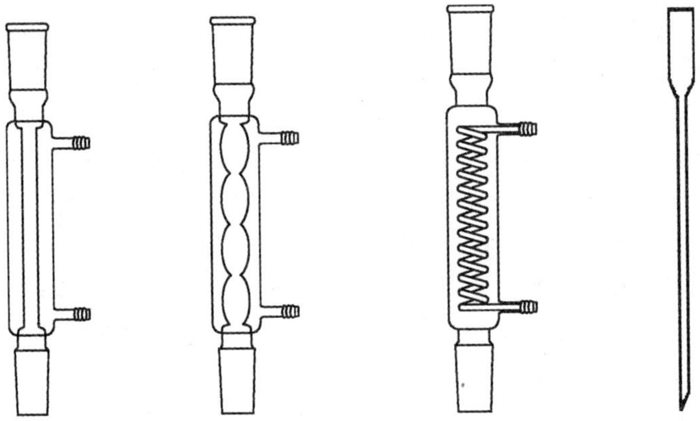

A　B　C　D

图 1-3　冷凝管示意图

A. 直形冷凝管　B. 球形冷凝管　C. 蛇形冷凝管　D. 空气冷凝管

4. 蒸馏头与接液管　蒸馏头主要有普通蒸馏头（见图 1-4A）与克氏蒸馏头（见图 1-4B）。接液管主要有单尾接液管（见图 1-4C）、双尾接液管（见图 1-4D）及三尾接液管。普通蒸馏头与单尾接液管主要用于蒸馏装置连接。克氏蒸馏头与多尾接液管主要用于减压蒸馏装置连接。

5. 抽滤瓶与抽滤管　抽滤瓶（见图 1-5A）与抽滤管（见图 1-5B）主要用于晶体或沉淀进行减压过滤时接收滤液。

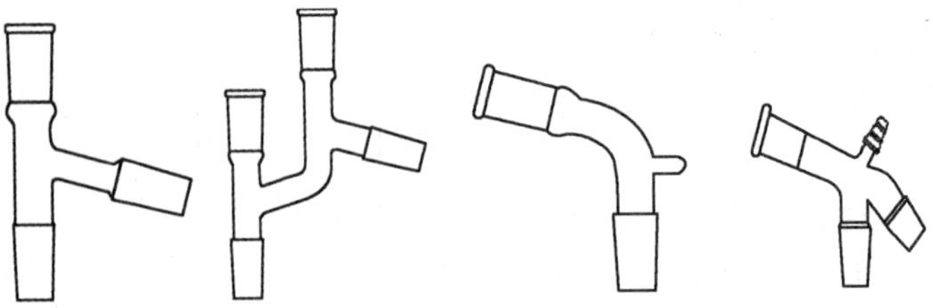

A　B　C　D

图 1-4　蒸馏头与接液管示意图

A. 普通蒸馏头　B. 克氏蒸馏头　C. 单尾接液管　D. 两尾接液管

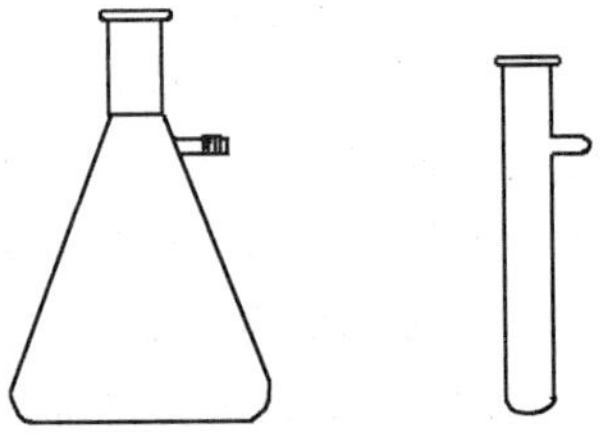

A　B

图 1-5　抽滤瓶与抽滤管示意图

A. 抽滤瓶　B. 抽滤管

6. 漏斗　常用的漏斗有普通漏斗（见图 1-6A）、热滤漏斗（见图 1-6B）、布氏漏斗（见图 1-6C）与分液漏斗（见图 1-6D）。普通漏斗用于过滤或向小口容器转移液体，热滤漏斗用于热过滤液体，布氏漏斗用于减压过滤液体，分液漏斗用于分离互不相溶液体或向反应器中随时滴加液体。

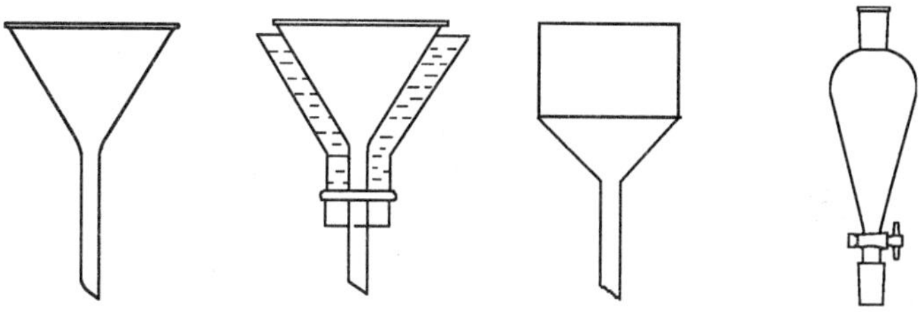

A　　B　　C　　D

图 1-6　漏斗示意图

A. 普通漏斗　B. 热滤漏斗　C. 布氏漏斗　D. 分液漏斗

7. 研钵　研钵(见图 1-7)主要有玻璃研钵、瓷研钵与玛瑙研钵等。玻璃研钵、瓷研钵适用于研磨硬度较低的物质，玛瑙研体用于研磨硬度大的物质。

8. 蒸发皿与表面皿　蒸发皿有平底(见图 1-8A)和圆底(见图 1-8B)两种形状，其主要用于蒸发液体、浓缩溶液或干燥固体物质。表面皿(见图 1-8C)主要用于烧杯、蒸发皿等容器的盖子。

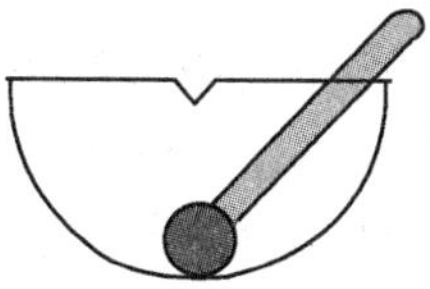

图 1-7　研钵示意图

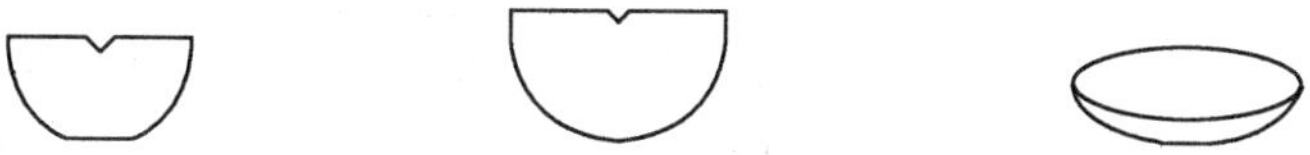

A　　B　　C

图 1-8　表面皿与蒸发皿示意图

A. 平底蒸发皿　B. 圆底蒸发皿　C. 表面皿

9. 称量瓶　称量瓶一般用于准确称量一定量的固体，也可用于烘干试样，但不能用火直接加热。称量瓶有高形(见图 1-9A)和扁形(见图 1-9B)两种，高形称量瓶用于称量基准物或样品，扁形称量瓶用作测量水分或在烘箱中烘干基准物。

10. 量筒与量杯　量筒(见图 1-10A)和量杯(见图 1-10B)主要用于不要求很精确量取一定体积的液体。

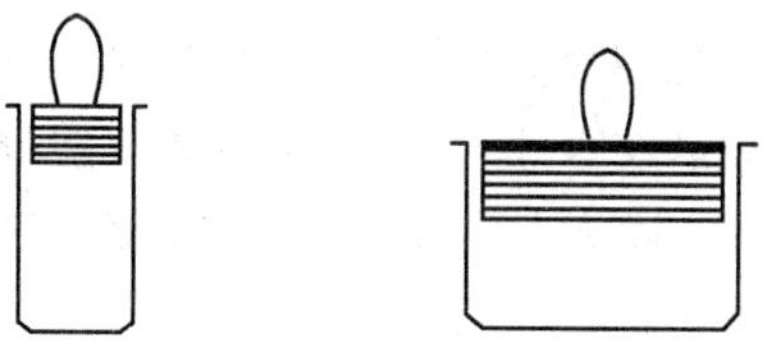

A　　B

图 1-9　称量瓶示意图

A. 高形称量瓶　B. 扁形称量瓶

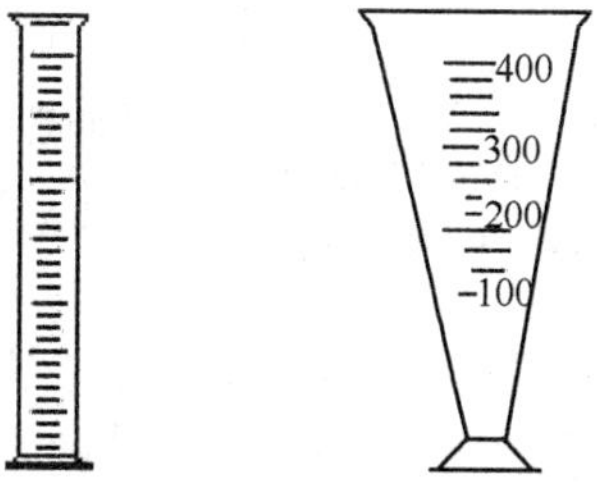

A　　B

图 1-10　量筒与量杯示意图

A. 量筒　B. 量杯

11. 容量瓶　容量瓶(见图 1-11)用于配制准确体积的标准溶液或被测溶液，也用作溶液的定量稀释。容量瓶瓶塞是磨口的，不能互换，以防漏水。容量瓶不能用火直接加热，可水浴加热。容量瓶有无色和棕色之分，棕色瓶用于配制需要避光的溶液。

12. 移液管　移液管用于准确移取一定体积的液体。常见的移液管有单标记移液管(见图 1-12A)和刻度移液管(也称为吸量管，见图 1-12B)。有的吸量管上标有“吹”字或“blow out”，使用时要用洗耳球将管尖部液体吹下。

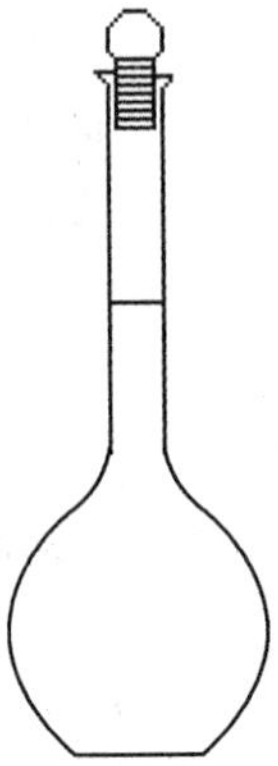

图 1-11 容量瓶示意图

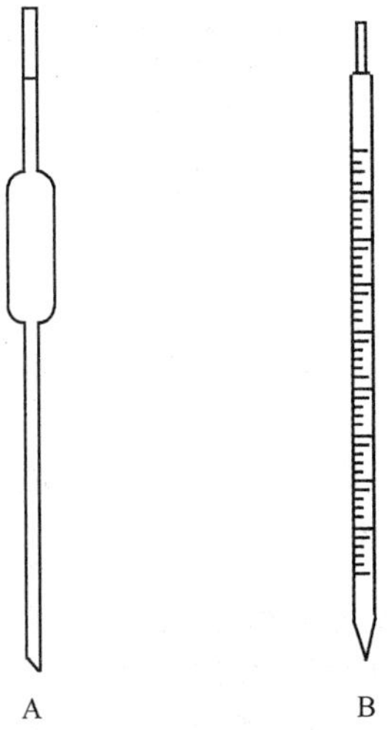

图 1-12 移液管示意图

A. 单标记移液管 B. 刻度移液管

13. 滴定管 滴定管是用于精确测量滴定溶液体积的仪器。常用的滴定管有酸式和碱式两种。滴定管下端有一玻璃活塞的为酸式滴定管(见图 1-13A)，其主要用来盛酸性溶液。滴定管下端尖嘴玻璃管和胶管(胶管中有一玻璃珠)连接的为碱式滴定管(见图 1-13B)，其主要用来盛碱性溶液。此外，滴定管有无色和棕色之分，棕色滴定管用来盛装见光分解的溶液。

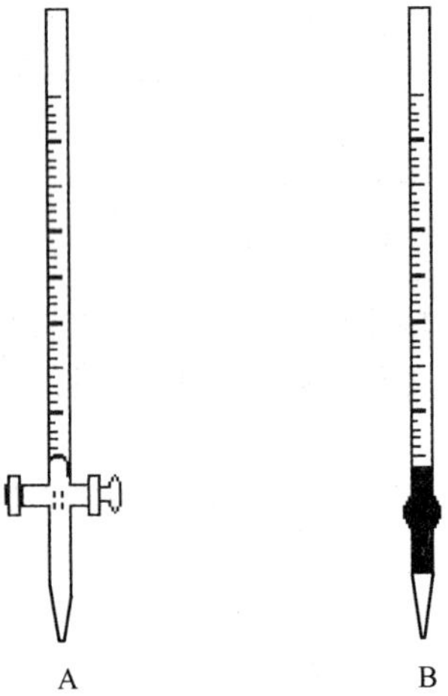

图 1-13 滴定管示意图

A. 酸式滴定管 B. 碱式滴定管

(二) 医学化学实验玻璃仪器使用注意事项

使用医学化学实验常用玻璃仪器时，须注意以下几个方面：

(1) 使用玻璃仪器时要轻拿轻放。

(2) 锥形瓶与平底烧瓶不能用于减压系统。

(3) 大多数玻璃器皿(试管除外)不能直接用火加热，须隔石棉网加热。

(4) 敞口容器不能用以贮放易燃溶剂，以防溶剂挥发而造成火灾。

(5) 在使用带活塞的玻璃仪器时，须在活塞上涂一层薄薄的凡士林，以免漏液。使用后，用小纸片垫在活塞和磨口间，以防止粘结。不要将塞好的活塞放入烘箱内烘干，以防取出后发生粘结。

(三) 医学化学实验玻璃仪器的洗涤

医学化学实验用的玻璃仪器必须清洁干燥。洗涤应坚持少量多次原则。当仪器倒置，器壁不挂水珠时，表示已洗净。凡是洗净的仪器，决不能再用布或纸擦拭。否则，布或纸的纤维将会留在器壁上而沾污仪器。常用的洗涤方法如下：

(1) 用试管刷蘸上皂粉或去污粉刷洗润湿的器壁，直到玻璃表面的污物除去为止，最后再用自来水清洗(如对仪器干净的要求特别高，应再用蒸馏水冲洗)。有时去污粉的微小粒子粘附在玻璃器皿壁上，不易被水冲走，此时用 2%的盐酸摇洗一次，再用自来水清洗。

(2)用洗液清洗玻璃仪器。洗液配制方法如下：取 5 克重铬酸钾放入 400 毫升烧杯中，加水 10 毫升，搅拌使之溶解后，用干燥量筒量取浓硫酸 90 毫升，沿烧杯壁慢慢倾入重铬酸钾水溶液中(不可将重铬酸钾到入浓硫酸中，否则将因反应过猛而爆炸)，并不断搅拌，放冷至室温，将此液倾入预先备好的干燥瓶中，加盖备用。由于洗液的吸水性很强，所以应把装洗液的瓶子盖严，以防吸水，降低去污能力。洗液可反复使用，当出现绿色(重铬酸钾还原成硫酸铬的颜色)时，失去了去污能力，不能继续使用。

(3)用超声波仪清洗玻璃仪器。超声波仪使清洗溶剂流动而产生数以万计的微小气泡，气泡闭合形成的瞬间高压连续不断地冲击玻璃仪器表面，使污垢迅速脱落，从而达到仪器表面净化的目的。超声波清洗一般有化学溶剂与水基清洗剂两种溶剂。

(四)医学化学实验玻璃仪器的干燥

医学化学实验的仪器常常需要干燥。干燥玻璃仪器的方法有以下几种：

1. 自然风干法　洗净后仪器倒置或放在干燥架子上自然风干。烧杯、三角烧瓶、量筒、容量瓶、滴定管等玻璃仪器常用自然风干法干燥。

2. 加热法　洗净的仪器应先尽量把水倒干，然后放在电烘箱(控制在 105℃左右)内烘干。称量用的称量瓶烘干后放在干燥器中冷却和保存。砂芯玻璃仪器、带实心玻璃塞及厚壁的玻璃仪器烘干时要缓慢升温并且温度不可过高，以免烘裂。一些常用的烧杯、蒸发皿等可置于石棉网上小火烤干(容器外壁的水珠应先揩干)。试管可直接用火烤干，火焰从底部开始，缓慢向下移至向下倾斜的管口(以免水珠倒流炸裂试管)，如此反复烘烤到不见水珠后，再将管口朝上，把水汽烘赶干净。

3. 有机溶剂法　需立即使用的仪器，可将水尽量沥干后，加入少量丙酮或乙醇摇洗，再用电吹风吹干。先通入冷风 1～2 分钟，当大部分溶剂挥发后，再吹入热风使其干燥完全(有机溶剂蒸汽容易燃烧和爆炸，所以不宜先用热风吹)。吹干后，用冷风使仪器逐渐冷却。否则，被吹热的仪器在自然冷却过程中会在瓶壁上凝结一层水气。

(五)医学化学实验玻璃仪器装置

医学化学实验的玻璃仪器装置一般用铁夹(铁夹的双钳应贴有橡皮、绒布等软性物质，防止铁夹将仪器夹坏)将仪器固定于铁架上。用铁夹夹玻璃仪器时，先用左手手指将双钳夹紧，再拧紧铁夹螺丝，待夹钳手指感到螺丝触到双钳时，即可停止旋动，做到夹物不松不紧。

仪器装置安装应先下后上，从左到右，做到正确、整齐、稳妥、端正，其轴线应与实验台边沿平行。

二、医学化学实验设备

1. 加热仪器　见本章第四节，医学化学实验基本操作的加热与冷却部分。

2. 电吹风　电吹风可吹冷、热风，用于吹干玻璃仪器。

3. 电动搅拌器　电动搅拌器由电动机及搅拌棒(通常用玻璃棒制成，棒的下端可在火焰上烧制成不同式样，如图 1-14 所示)两部分组成。电动机竖直安装在铁支架上，其轴头与搅拌棒之间通过两节真空橡皮管与玻璃棒连接(见图 1-15)，这样搅拌器导管不至磨损或折断。电动搅拌器通常用于搅拌物料较多或较黏稠的情况。

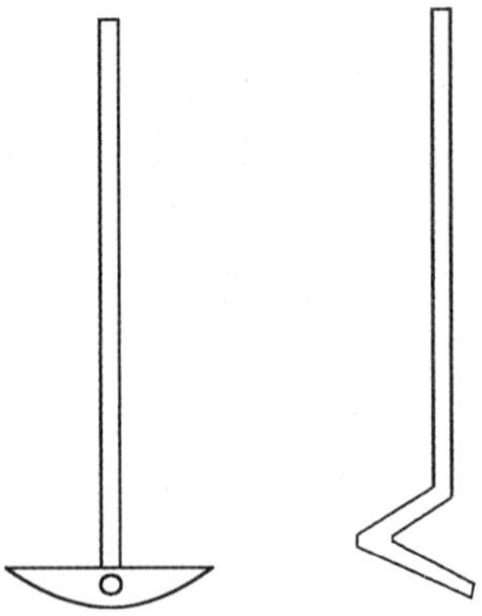

图 1-14　搅拌棒示意图

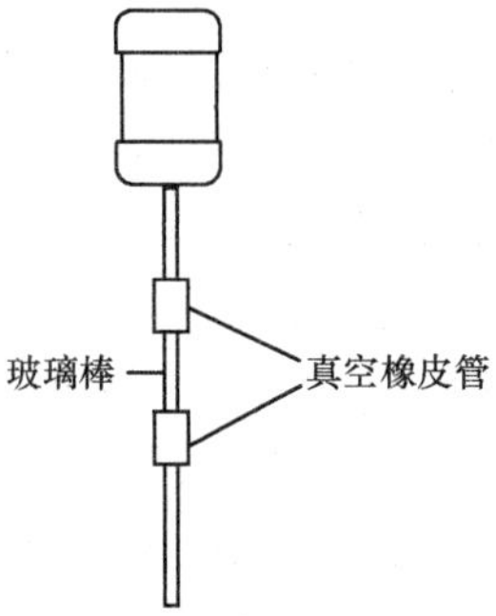

图 1-15　电动搅拌器示意图

4. 加热磁力搅拌器　磁力搅拌器（见图 1-16）主要由一根以玻璃或塑料密封的软铁（磁棒）、一个旋转的磁铁组成。一般磁力搅拌器都兼有加热装置，可以调速调温。使用时，将磁棒投入盛有欲搅拌物质的容器中，然后将容器放置于有旋转磁场的搅拌器托盘上，接通电源，容器内的磁棒随之旋转，达到搅拌的目的。加热磁力搅拌器适用于物料较少的搅拌，不宜用于搅拌很黏稠的反应物。

5. 烘箱　烘箱（见图 1-17）用以干燥玻璃仪器或烘干无腐蚀性、加热时不分解的物品。使用烘箱应注意：①一般干燥玻璃仪器时应先沥干，无水滴时才放入烘箱烘干；②烘箱放玻璃仪器时，仪器口朝下，自上而下依次放入，以免残留的水滴流下，使下层已烘热的玻璃仪器炸裂；③刚用丙酮、乙醇淋洗过的玻璃仪器或挥发性易燃物切勿放入烘箱，以免爆炸。

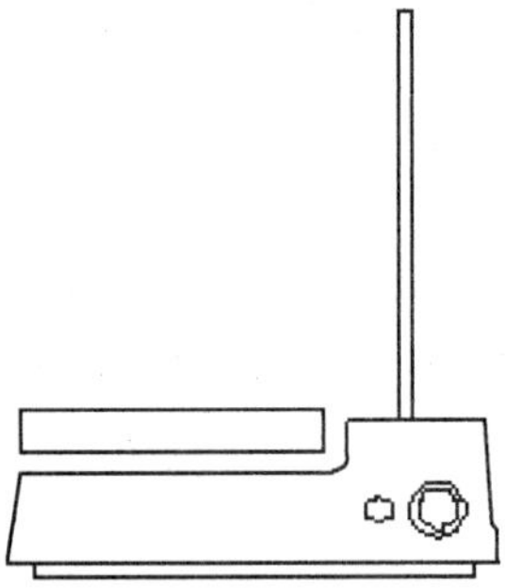

图 1-16　加热磁力搅拌器示意图

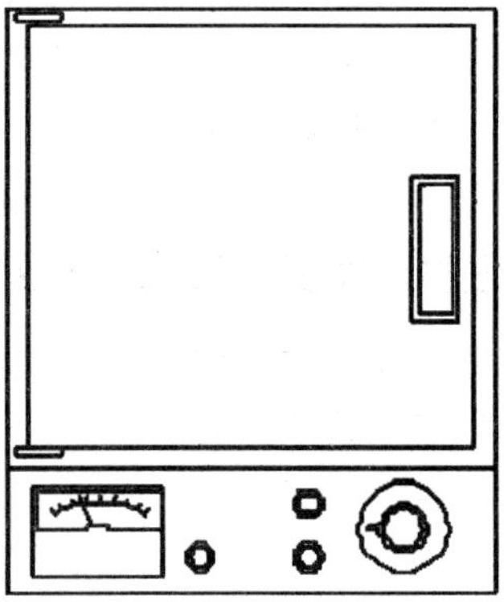

图 1-17　烘箱示意图

6. 旋转蒸发仪　旋转蒸发仪（见图 1-18）用以蒸发溶剂。其优点是液体蒸发速度快，可加快实验进度。使用时按下列步骤操作：①将旋转蒸发仪接通冷凝水，连上水泵，转动旋转蒸发仪顶端的活塞使其通大气；②将须蒸发溶剂的反应混合物倒入烧瓶内，把烧瓶套在蒸发仪上，用夹子夹住；③打开水泵抽气，转动顶端活塞使之与大气隔绝，调节控速旋钮，使旋转速度在适宜的情况下；④在旋转的烧瓶下置一热源加热。

若溶剂已挥发，欲停止蒸发，应按以下次序操作：①去掉热源，将控速旋钮调到零位，关闭电源；②慢慢旋转顶端活塞使之与大气想通，待瓶中压力与大气压相等时，取下烧瓶（切不可在减压下拿下烧瓶，否则产物会冲溢出烧瓶）；③关闭水泵及冷凝水。

7. 旋光仪　见实验一，旋光度的测定。

8. 折光仪　见实验二，折光率的测定。

9. 紫外可见分光光度计　见实验七，分光光度法测定化学平衡常数。

10. 荧光分光光度计　见实验十三，荧光分光光度法测定维生素 B_2 含量。

11. 红外分光光度计　见实验十四，阿司匹林的红外光谱测定。

12. 高效液相色谱仪　见实验十五，高效液相色谱法测定阿奇霉素的含量。

13. 酸度计　见实验二十四，醋酸电离常数测定。

14. 电导率仪　见实验二十四，醋酸电离常数测定。

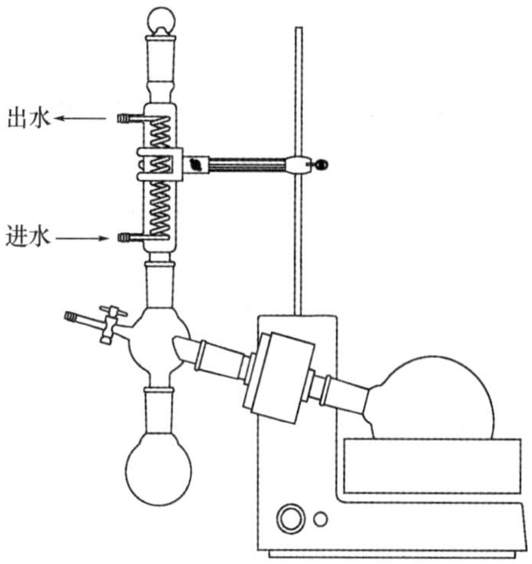

图 1-18　旋转蒸发仪示意图

15. 电泳仪　见实验二十八，纸上电泳法分离氨基酸。

第四节　医学化学实验基本操作

一、加热与冷却

(一) 加热

加热的方式分为直接加热与间接加热。

1. 直接加热　医学化学实验常用的直接加热热源有煤气灯、酒精灯、酒精喷灯等。下面我们主要介绍酒精喷灯。酒精喷灯构造见图 1-19。酒精喷灯的火焰温度通常可达到 700～1000℃。

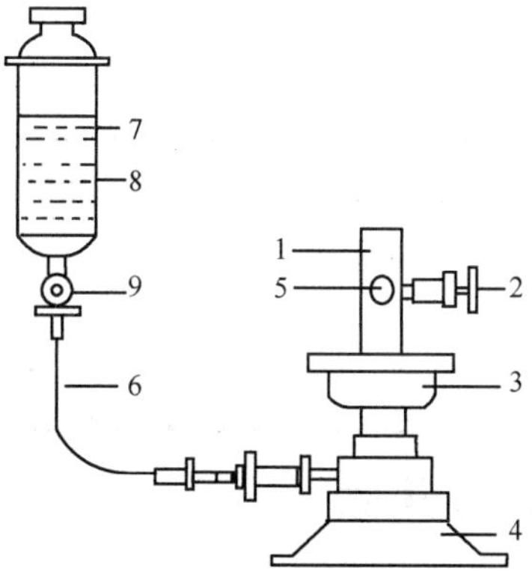

图 1-19　酒精喷灯构造

1. 灯管；2. 酒精喷灯开关；3. 预热盆；4. 灯座；5. 气孔；6. 橡皮管；7. 酒精；8. 储罐；9. 酒精储罐开关

酒精喷灯使用时应按下列次序操作：①在预热盆 3 上注满酒精，点燃盆内的酒精，以加热钢质灯管；②待预热盆内酒精要燃完时，开启开关 9，用火柴在管口处点燃，即可得到高温火焰；③调节开关 2，可以控制火焰的大小，向左加大火焰，向右减小火焰至熄灭。酒精喷灯使用时应该注意：①在开启开关、点燃以前，须充分灼烧灯管，否则在灯管内酒精不会全部气化，有液态酒精从管口喷出，形成“火雨”；②不用时，必须关好酒精储罐开关，防止酒精泄露。

2. 间接加热　在医学化学实验中，为保证加热均匀和操作安全，一般不用直接火焰加热，常可选用以下间接加热的方式：

(1) 水浴与油浴：当需要加热的温度在 100℃以下时，可将容器浸入水浴中。在进行 100～250℃加热时，可用油浴。油浴可使用植物油、石蜡油、硅油等。使用油浴时应注意：①避免直接加热油，防止着火；②油浴严重冒烟时应立即停止加热；③要放温度汁于油浴中，以便控制油温；④油浴中油量不能过多；⑤应防止水滴溅入油浴中。

(2) 电热套：电热套(见图 1-20)是由一块玻璃纤维织成的毡做成，几圈电热丝埋在毡内，其加热温度最高可达 450～500℃。它的优点是快速、安全、方便，可控制加热温度，又不产生明火，特适用于易燃物质加热。使用电热套时应注意：①应悬置受热容器于加热套的中央，不能接触套的内壁；②因从改变电压到温度升高需一些时间，故在加热时应慢慢调节电压；③勿让易燃物质进入电热套内，以免引起火灾；④为有效地保温，可用玻璃布围在套口和容器之间。

(3) 电炉：电炉是一种用电热丝将电能转化为热能的装置(见图 1-21)。使用电炉时应注意：①电炉下面须垫上磁板；②加热玻璃仪器时，电炉上面须垫上石棉网；③加热金属仪器时，电炉丝不能触及金属仪器；④保持炉盘凹槽内清洁，并及时将杂物清除。

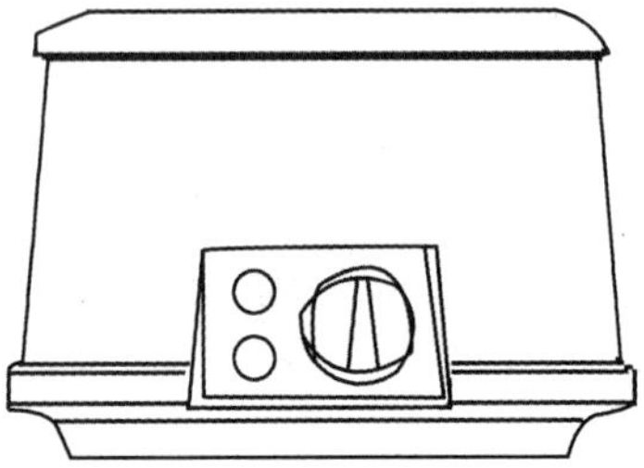

图 1-20 加热套示意图

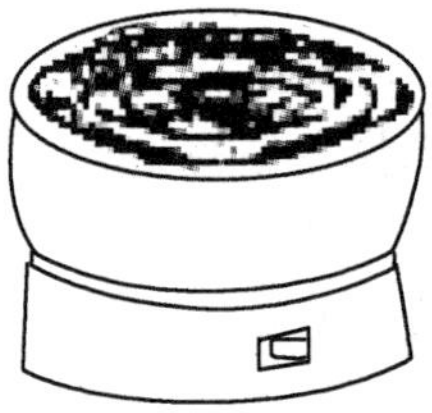

图 1-21 电炉

(二) 冷却

在医学化学实验中，一般的冷却可采用冷水、冰水、流动自来水或自然冷却等。如果需要冷却至 0℃以下，可用碎冰和某些无机盐按一定比例混合作为冷却剂(见表 1-2)。干冰(固体 CO_2)和丙酮、氯仿等溶剂以适当的比例混合，温度可降至−78℃。液氮可降至−188℃。如果要长期保持低温，需使用冰箱。

表 1-2 冰盐冷却剂

盐类分子式	100 份碎冰中加入盐的份数	达到最低温度(℃)
NH_4Cl	25	−15
$NaCl$	33	−21
$CaCl_2 \cdot 6H_2O$	100	−29
$CaCl_2 \cdot 6H_2O$	143	−55

二、干燥、过滤、倾析、重结晶与萃取

(一) 干燥

干燥是指除去物料中水分或溶剂的操作过程。下面主要介绍液体干燥与固体干燥。

1. 液体干燥 液体干燥通常是把干燥剂直接放入液体中。液体干燥剂主要包括氯化钙、硫酸镁、硫酸钙、碳酸钾、氢氧化钠(钾)、氧化钙、五氧化二磷及分子筛等。

干燥剂干燥液体时，首先将被干燥的液体(干燥液体前要尽量把水分除净，不应有可见的水层，如水分太多，须将此水层分去或用吸管将水层吸去)加入锥形瓶中，添加干燥剂(对于含水量较多的液体干燥，常先用吸水量较大的干燥剂吸水，然后用干燥性强的干燥剂除微量水分)，振荡，静置 30min 以上，然后将被干燥的液体直接滤入蒸馏瓶进行蒸馏。

干燥剂使用时应注意以下几个方面：①干燥剂与被干燥的物质物不能发生化学反应；②干

燥剂不能溶解于被干燥的物质中；③干燥每 10mL 液体约需 0.5g～1g 干燥剂；④干燥剂应干燥速度快、吸水量大。

2. 固体干燥　固体干燥法主要包括自然晾干、烘干、真空干燥箱干燥与干燥器干燥。

(1)自然晾干：自然晾干法适于空气中稳定、不易分解、不吸潮的固体。干燥时，把待干燥的固体放在滤纸上或表面皿上，将其薄薄摊开，上面覆盖滤纸，然后在空气中自然晾干。

(2)烘干：烘干法适于熔点高且遇热不易分解的固体。干燥时，把待干燥的固体放置于蒸发皿或表面皿上，用电烘箱或水浴加热烘干(注意烘干的温度要低于固体物质熔点)。

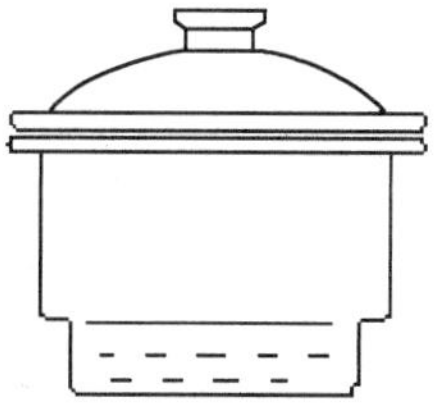

图 1-22　普通干燥器

(3)真空干燥箱干燥：真空干燥箱干燥适于易吸潮、高温下易分解及数量较多的固体。其优点是干燥量大，效率较高。

(4)干燥器干燥：干燥器(见图 1-22)中有多孔瓷板，干燥剂放置于瓷板下面，盛有干燥样品的表面皿放置于瓷板上面。使用干燥器时，沿边口涂抹一薄层凡士林，研合均匀至透明，使干燥器本身与顶盖保持密合，不致漏气。开启顶盖时，稍微用力使干燥器顶盖向水平方向缓缓错开，取下顶盖翻过来放置。久存的干燥器顶盖打不开时，可用暖风吹化或热毛巾开启。热的物体应冷却到略高于室温时，再移入干燥器内。干燥器干燥适于易吸潮或较高温度下易分解的固体。干燥器干燥样品的时间较长，效率较低。

(二)过滤

过滤是常用的分离方法之一。常用的过滤方法包括常压过滤，减压过滤和热过滤。

1. 常压过滤　常压过滤装置见图 1-23。在常压过滤时，首先把滤纸折叠成四层并剪成扇形(圆形不必再剪)，横撕去滤纸三层外面两层的一角，用食指把滤纸按在漏斗内壁上，用水湿润滤纸，并使之紧贴在漏斗内壁，通过玻璃棒加入过滤的溶液。过滤时应注意：①漏斗放在漏斗架上且漏斗颈要靠在接收容器的壁上；②漏斗中滤纸的边缘应略低于漏斗的边缘；③玻璃棒要靠在盛有过滤液的烧杯嘴上；④玻璃棒末端要抵在三层滤纸处并引流溶液；⑤液体沿玻棒流进过滤器。

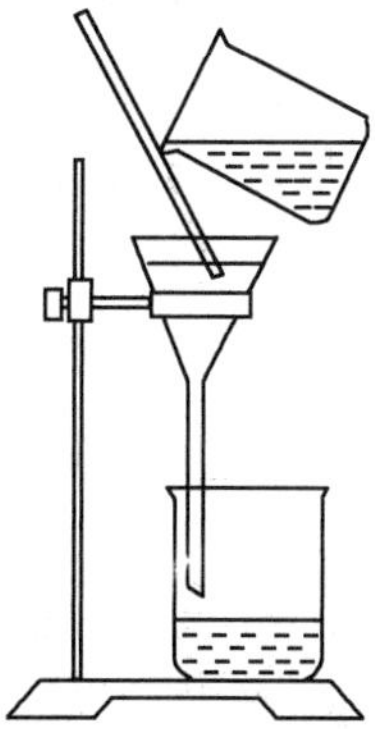

图 1-23　常压过滤

2. 减压过滤　减压过滤也称抽滤，其装置通常由布氏漏斗或沙芯漏斗、抽滤瓶及水泵组成(见图 1-24)。减压过滤的优点是操作简便，过滤速度快。缺点是杂质有时会穿过滤纸。减压过滤时应注意：①滤纸应比布氏漏斗内径略小；②应用溶样的溶剂润湿滤纸，使其紧贴于布氏漏斗；③可采用双层滤纸，以防止抽破滤纸；④抽滤过程中应保持漏斗中有较多的溶液，待全部溶液倒完后才可抽干；⑤压力不可抽得过低，以防溶剂沸腾抽走；⑥结束抽滤时，先将抽滤瓶与水泵间连接的橡皮管拆开，然后再关闭水泵，以免水倒流入吸滤瓶中。

3. 热过滤　如果溶液中的溶质在温度下降时有大量结晶析出，而我们又不希望它在过滤过程中留在滤纸上，这时就要趁热进行过滤。进行热过滤前，将短粗颈的玻璃漏斗在烘箱中预热，然后趁热放在锥形瓶上进行过滤。以水为溶剂的滤液热过滤可采用图 1-25A 所示的过滤装置，即小火加热锥形瓶，产生的水蒸气可保温玻璃漏斗。如过滤的溶液量较多或溶液稍冷就有结晶析出，可采用图 1-25B 所示的过滤装置，即过滤时把玻璃漏斗放入热水漏斗夹套内。

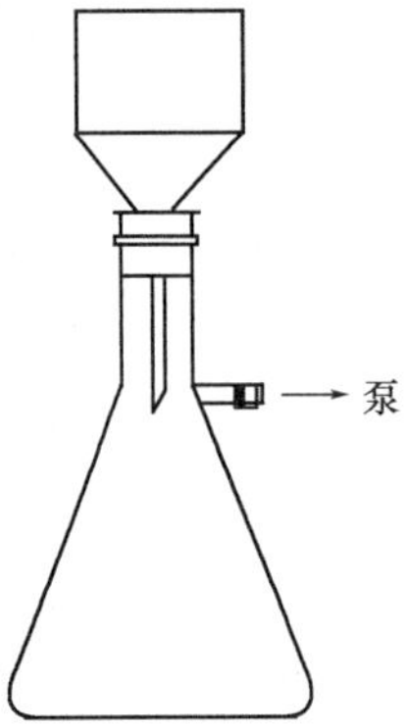

图 1-24　减压过滤装置

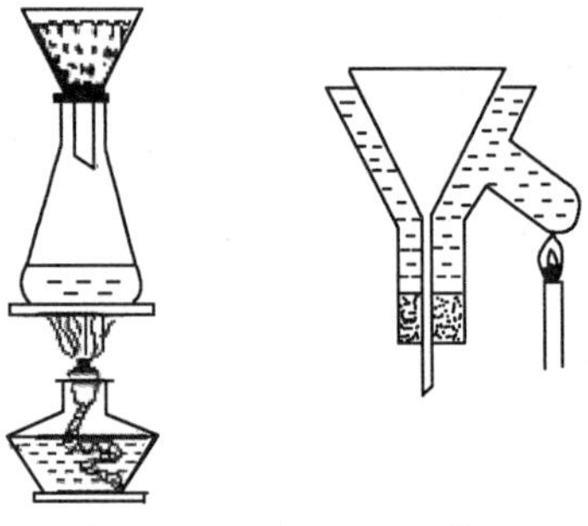

图 1-25　热过滤装置

（三）倾析

当沉淀的结晶颗粒较大或比重较大，静置后容易沉降至容器的底部，可用倾析法分离与洗涤沉淀（见图 1-26）。倾析操作的具体做法是用玻璃棒将沉淀上部的溶液引入到另一容器内，加少量洗涤剂于盛着沉淀的容器内，充分搅拌，沉降，再小心地倾析出洗涤液，如此重复操作两三遍，即可洗净沉淀，使沉淀与溶液分离。

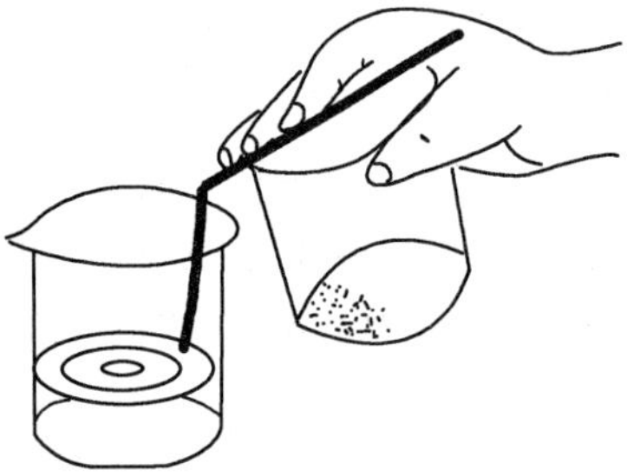

图 1-26　倾析法分离与洗涤沉淀

（四）重结晶

重结晶是纯化固体物质的重要方法之一，它是利用溶剂对被提纯物质及杂质的溶解度不同，使不溶的杂质在热滤时除去及冷却后使可溶的杂质留在母液中，从而分离提纯固体的一种操作。重结晶的一般过程为：①用适当的溶剂把含有杂质的固体物质溶解，制成接近沸腾的热饱和溶液；②趁热滤除掉不溶性杂质；③滤液冷却，被提纯物质结晶析出，而可溶的杂质留在母液中；④抽滤、洗涤、干燥晶体。

（五）萃取

利用系统中物质在溶剂中溶解度的不同来分离混合物的单元操作称为萃取。常用的萃取方式为液-液萃取与液-固萃取。

1. 液-液萃取　利用物质在两种不互溶（或微溶）溶剂中溶解度或分配比的不同，使物质从一液相内转移到另一液相内，从而分离液体混合物中某种成分的单元操作称为液-液萃取，亦称抽提。

液-液萃取通常用分液漏斗进行操作。操作前应放入水摇荡，确认不漏水后方可使用。操作时选择一个比萃取液体积大 1～2 倍体积的分液漏斗，在离旋塞孔稍远处涂上薄薄一层润滑脂，旋转旋塞数圈，用小像皮圈套住旋塞尾部的小槽，关闭活塞，将分液漏斗放置于铁圈中（图 1-27），依次从上口装入待萃取物和溶剂，盖好盖子。取下分液漏斗，使漏斗的上口略朝下，右手捏住漏斗上口颈部并用食指根部压紧盖子，左手握住旋塞且大拇指压紧旋塞。把漏斗放平，前后振摇（开始振摇时要慢），每振摇几次后，就要将漏斗的上口向下，下部支管指向无人处的斜上方，左手仍握在旋塞支管处，用拇指和食指旋开旋塞放气（图 1-28）。如此重复至放气时只有很小压力后，剧烈振摇 2～3min，然后将分液漏斗放在铁圈上静置，待两液分层清晰后，打开上面的玻塞，缓缓旋开旋塞，将下层液体放出，最后上层液体从分液漏斗上口倒出。液-液萃取的次数一般为 3～5 次。每次使用萃取溶剂的体积一般是被萃取液体的 1/5～1/3(两者的总体积不超过分液漏斗总体积的 2/3)。第一次萃取时，使用溶剂的量要较以后几次多一些。对于萃取溶剂应符合如下要求：①萃取溶剂须与原溶剂互不相溶；②萃取溶剂须与原溶剂不发生化学反应；③萃取溶剂对溶质的溶解度要远大于原溶剂。

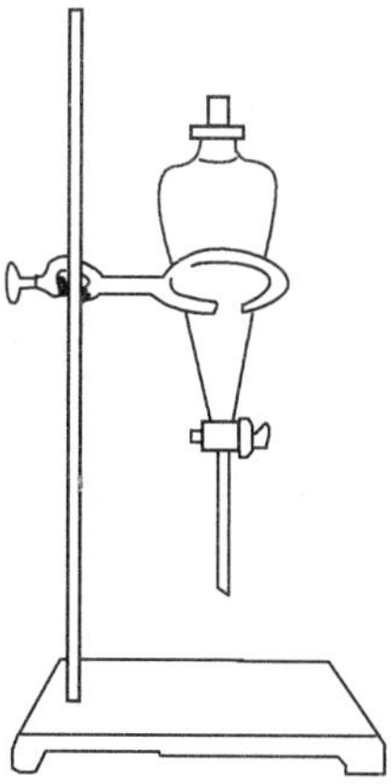

图 1-27　分液漏斗萃取装置

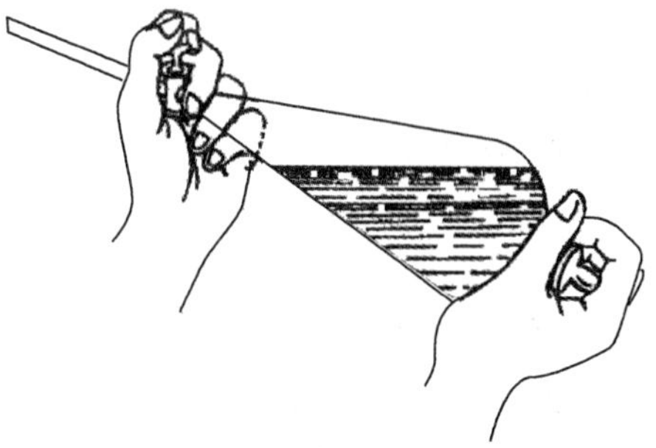

图 1-28　分液漏斗的使用

2. 液-固萃取　利用固体混合物中的组分在同一溶剂中溶解度的不同，用溶剂分离固体混合物中组分的单元操作称为液-固萃取，亦称浸取。液-固萃取通常采用浸出法与加热提取法。

(1) 浸出法：浸出法是把固体混合物先研细，放在容器里，加入适当溶剂长时间浸渍，然后用过滤或倾析的方法把萃取液和残留的难溶固体分开。浸出法时间长，效率低，溶剂用量大。

(2) 加热提取法：加热提取法主要包括普通回流装置提取和脂肪提取器[或叫索氏(Soxhlet)提取器，图 1-30]提取。

1) 普通回流装置萃取：在普通回流装置(如图 1-29 所示)中加入固体混合物和溶剂，加热至回流(回流的速度应控制在溶剂蒸气上升的高度不超过冷凝管的 1/3 为宜)，直到被萃取物质大部分萃取出为止。固体中的可溶性物质富集到烧瓶中，提取液浓缩后，用适当方法将萃取物质从溶液中分离出来。

2) 脂肪提取器萃取：脂肪提取器又称索氏提取器(见图 1-30)，它是通过对溶剂加热回流及虹吸现象，使固体物质每次均被新的溶剂所萃取。此法效率高，但不适用对受热易分解的物质及采用高沸点萃取溶剂进行的萃取。

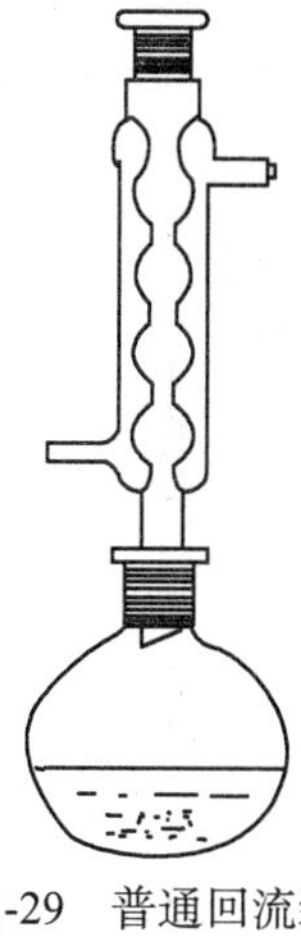

图 1-29　普通回流装置

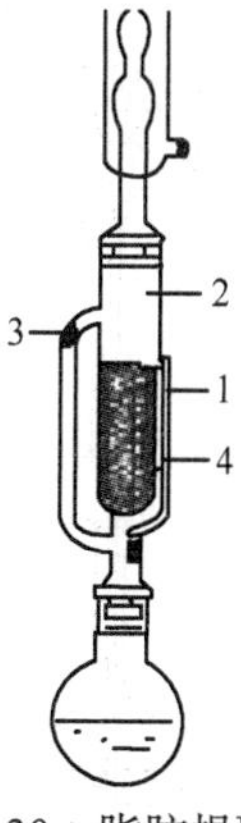

图 1-30　脂肪提取器

1. 滤纸筒；2. 提取器；3. 玻璃管；4. 虹吸管

萃取前应先研细固体物质，然后将固体物质放入滤纸筒 1 内(将滤纸卷成圆柱状，直径略小于提取筒的内径，下端折迭封口或用线扎紧，其高度不得超过虹吸管)，轻轻压实，上面盖一小圆滤纸，置于提取器 2 中。在蒸馏烧瓶中加入萃取溶剂和沸石，连接好蒸馏烧瓶、脂肪提取器、回流冷凝管，接通冷凝水，加热。当溶剂沸腾时，蒸气通过玻璃管 3 上升，冷凝下来的溶剂滴入提取器中，待液面超过虹吸管 4 上端后，萃取液自动流入加热烧瓶中，即虹吸流回烧瓶。再加热回流，如此循环，直到被萃取物大部分富集到烧瓶中为止。提取液浓缩后，用适当方法将萃取物质从溶液中分离出来。

三、蒸馏、减压蒸馏与水蒸气蒸馏

蒸馏(见实验四 物质沸点的测定)、减压蒸馏(见实验五 减压蒸馏)与水蒸气蒸馏(见实验二十九 烟碱的提取与性质)。

四、移液管移液、容量瓶配制溶液浓度与滴定管滴定

(一)移液管移液

准确地移取一定体积的液体时，常使用移液管。移液管移液操作步骤包括移液管洗涤、吸取溶液、调节液面及放出溶液。

1. 移液管洗涤 移液管在使用前，依次用洗液、自来水、纯化水洗至内壁不挂水珠为止，最后用少量被量取的液体洗三遍。

2. 吸取溶液 吸取液体时，右手拇指及中指拿住移液管的上端标线以上部位，使管下端伸入液面下约 1cm。左手用洗耳球(假如没有洗耳球也可以用嘴代替洗耳球吸取液体，但浓酸、浓碱或有刺激性和有毒的溶液则不得用嘴吸取以保证安全)轻轻吸取液体，移液管则随容器中液体的下降而往下伸(图 1-31)。

3. 调节液面 当吸取的液体上升到刻度线以上时，迅速用食指堵住上部管口。将移液管从液体内取出，出口尖端接触器壁，然后稍微放松食指，同时轻轻转动移液管，使标线以上的液体流回去。当液面的弯月形最低点与标线相切时，按紧管口，将尖口处紧靠器内壁移动少许，去掉尖口处的液滴。

4. 放出溶液 取出移液管移入准备接受液体的容器中，仍使其出口尖端接触器壁，让接受容器倾斜而移液管保持直立。抬起食指，使移液管内液体自由地顺壁流下(图 1-32)。待移液管内液体流完后，停留约 15s，将管尖端靠接受器壁移动几下(或将管尖端靠接受器内壁旋转一周)，移走移液管(管尖内壁残留的少量液体不可用外力使之放出，因为校正移液管或吸量管时，已考虑残留液体积。当管身上标有“吹”字或“blow out”时，用洗耳球将管尖部液体吹下，不许保留)。

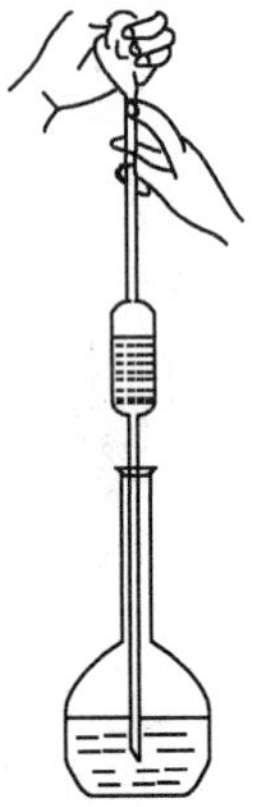

图 1-31 移液管吸取液体

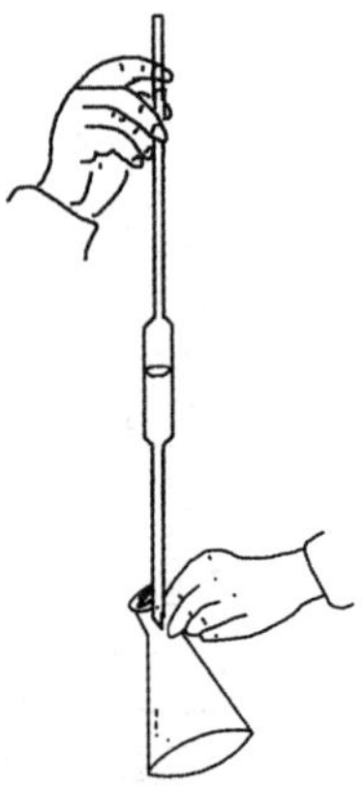

图 1-32 移液管放出液体

（二）容量瓶配制溶液浓度

容量瓶配制溶液浓度步骤包括容量瓶试漏、容量瓶洗涤、溶质溶解、溶液转移、定容与摇匀。

1. 容量瓶试漏与洗涤　容量瓶在洗涤前应先检查瓶塞(为避免打破塞子，应该用一根线绳把塞子系在瓶颈上)是否漏水。方法是：瓶中放入自来水，放至标线附近，盖好盖，左手按住塞子，右手把持住瓶底边缘(图 1-33)，把瓶子倒立片刻，观察瓶塞有无漏水现象。不漏水的容量瓶按常规操作把容量瓶洗净。

2. 溶质溶解与溶液转移　将准确称量好的固体溶质放在烧杯中，用少量溶剂溶解。然后把溶液沿玻璃棒转移到容量瓶中(图 1-34)。为使溶质全部转移到容量瓶中，用溶剂多次洗涤烧杯，并把洗涤液也移入到容量瓶中。

3. 定容　缓慢地加入溶剂，加到接近标线 1cm 处，等 1～2min(使附在瓶颈上的溶剂流下)，然后用滴管小心滴加溶剂至溶液弯月面与标线正好相切。

4. 摇匀　盖好瓶塞，将容量瓶倒转，等气泡上升后，轻轻振荡，再倒转过来。重复操作多次，使瓶中溶液混合均匀。

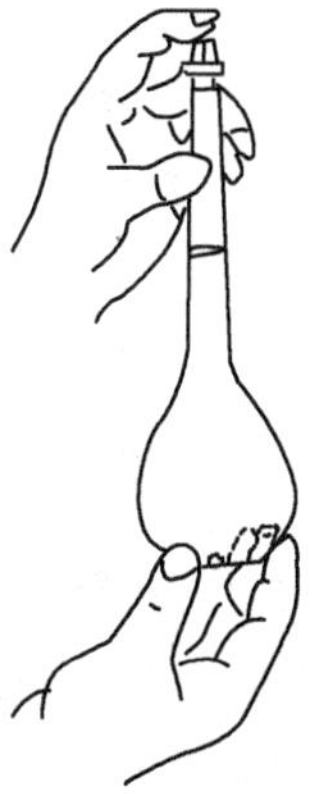

图 1-33　容量瓶的拿法

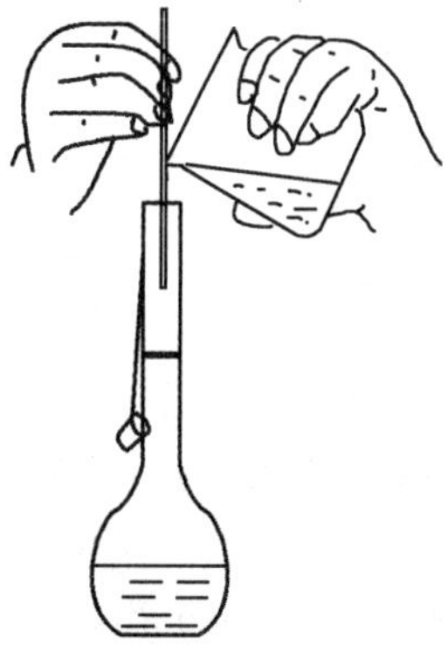

图 1-34　溶液从烧杯转移到容量瓶

假如要将一种已知其准确浓度的浓溶液稀释到另一个准确浓度的稀溶液，则用吸量管吸取一定体积的浓溶液，放入适当的容量瓶中，然后定容、摇匀。

（三）滴定管滴定

滴定管滴定操作的步骤包括滴定管试漏、玻璃旋塞转动灵活检验、滴定管洗涤、滴定管装液、滴定管读数与滴定管滴定。

1. 滴定管试漏与玻璃旋塞转动灵活检验　滴定管在洗涤前应检查是否漏水。方法是：用自来水充满滴定管，将其放在滴定管架上垂直静止约 2min，观察有无漏水现象。若碱式滴定管漏水则需要更换玻璃珠或橡皮管。

此外，滴定管在洗涤前也应检查玻璃旋塞是否转动灵活。若玻璃活塞转动不灵活，则需要对其涂油，具体方法如下：在擦干旋塞和旋塞槽内壁之后，用手指将适量凡士林(涂得太少，旋塞转动不灵活；涂得太多，旋塞孔易被堵塞)涂在旋塞的两端(图 1-35)，将旋塞径直插入旋塞套中(图 1-36)，然后向同一方向旋转旋塞，直到旋塞与旋塞套上的凡士林完全透明为止。

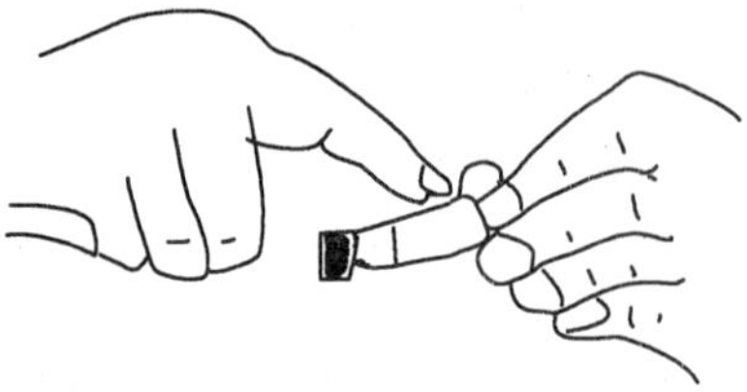

图 1-35　涂油手法

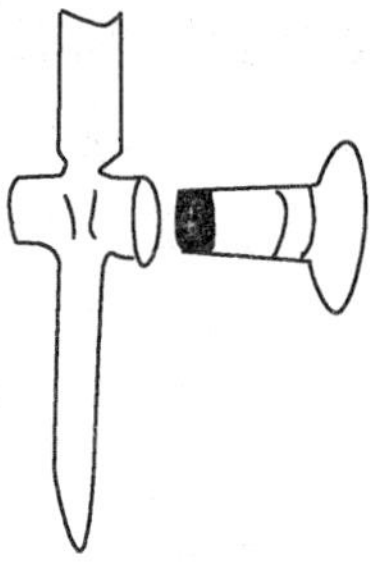

图 1-36　旋塞安装

2. 滴定管洗涤　滴定管使用前先用自来水洗，再用约 5～10mL 蒸馏水润洗 3 次。洗净后，管的内壁不挂水珠。如果有水珠，用肥皂水或洗液洗涤，再用自来水、蒸馏水，最后用 5～10mL 滴定液润洗三次。

3. 滴定管装液　将滴定管夹在滴定管夹上(左边)，酸式滴定管的旋塞柄向右。滴定管保持垂直。将待滴定液加入滴定管中至刻度“0”以上，开启旋塞或挤压玻璃圆球，把滴定管下端的气泡逐出，然后把管内液面调至刻度“0”。把滴定管下端的气泡逐出的方法如下：如果是酸式滴定管，将滴定管倾斜约 30°，左手迅速启开旋塞，气泡就被流出的溶液逐出；如果是碱式滴定管，将橡皮管稍弯向上，然后两指挤压玻璃球，气泡也可被流出的溶液逐出。

4. 滴定管读数　读数时滴定管必须保持垂直状态。注入或放出溶液后稍等 1～2min，待附着于内壁的溶液流下后再开始读数。注意：滴定前后均需记录读数。常量滴定管读数应读到小数点后第二位毫升数值，如 23.82mL，18.20mL 等。读数时视线必须与液面保持在同一水平。对于无色或浅色溶液，读它们的弯月面下缘最低点的刻度；对于深色溶液如高锰酸钾，碘水等，可读两侧最高点的刻度。为了帮助准确读出弯月面下缘的刻度可在滴定管后面衬一张“读数卡”。所谓“读数卡”就是一张黑纸或深色纸(约 3cm×1.5cm)。读数时将它放在滴定管背后，使黑色边缘在弯月面下方约 1mm 左右，此时看到的弯月面反射层呈黑色(图 1-37)，读出黑色弯月面下缘最低点的刻度即可。若滴定管的背后有一条蓝线(或蓝带)，无色溶液这时就形成了两个弯月面，并且相交于蓝线的中线上(图 1-38)，读数时即读此交点的刻度；若为深色溶液，则仍读液面两侧最高点的刻度。

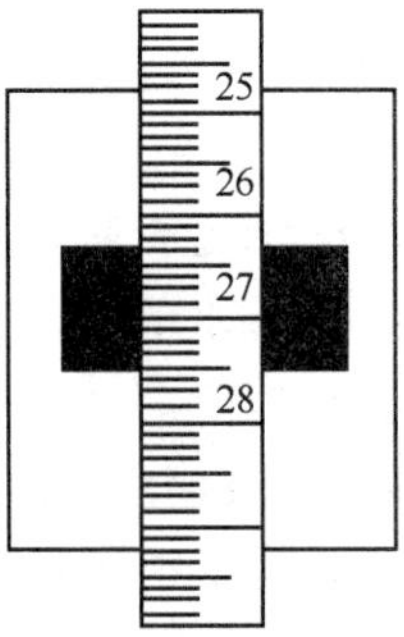

图 1-37　滴定管读数图

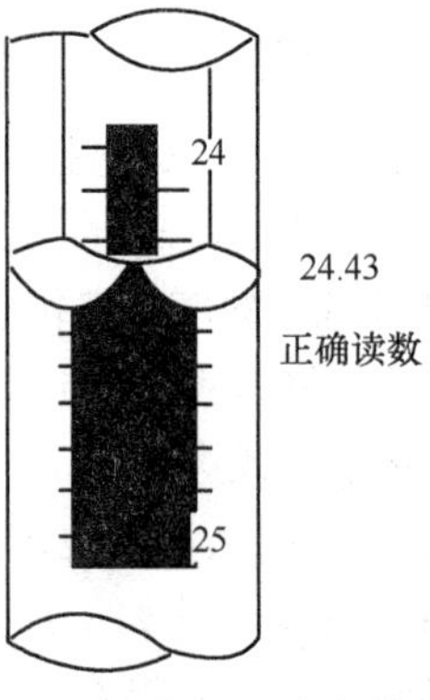

图 1-38　无色溶液滴定管读数

5. 滴定　滴定前，先把挂在下端尖管出口处的残余液出去。将滴定管伸入烧杯或锥形瓶内，左手三指从滴定管后方向右伸出，拇指在前方与食指及中指操纵活塞(图 1-39)，使液滴逐滴加入。如果在烧杯内滴定，则右手持玻璃棒不断轻轻搅动溶液；如果在锥形瓶内滴定，则右手持瓶颈不断摇动(图 1-40)。

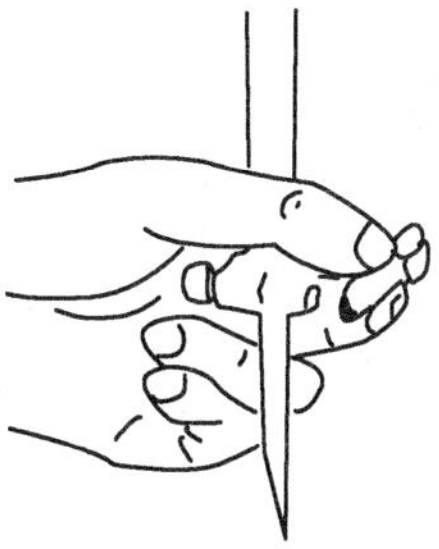

图 1-39　左手旋转活塞方法

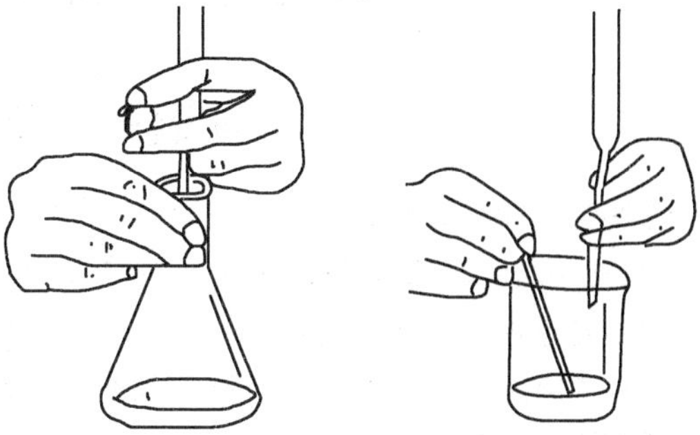

图 1-40　酸、碱滴定管操作

第二章　医学化学基本实验

实验一　旋光度的测定

【实验目的与要求】

(1) 掌握旋光仪测定物质旋光度的方法；

(2) 熟悉物质比旋光度的计算；

(3) 了解旋光仪基本构造与测定物质旋光度的意义。

【实验指导】

1. 旋光度　如果将普通光线通过一个 Nicol 棱镜(见图 2-1)，只有与棱镜晶轴相互平行的平面上振动光线能透过棱镜。这种只在一个平面上振动的光叫做平面偏振光，简称偏振光。当偏振光透过一些物质(如乳酸、葡萄糖等)时，偏振光的振动面旋转一定的角度。这种能使偏振光振动平面旋转的性质称为物质的旋光性。具有旋光性的物质称为旋光物质或称为光学活性物质。能使偏振光振动面向右旋转的物质称为右旋体(用“+”表示其旋光方向)，能使偏振光向左旋转的物质称为左旋体(用“－”表示其旋光方向)。旋光物质使偏振光振动平面旋转的角度称为旋光度，通常用 α 表示(见图 2-1)。

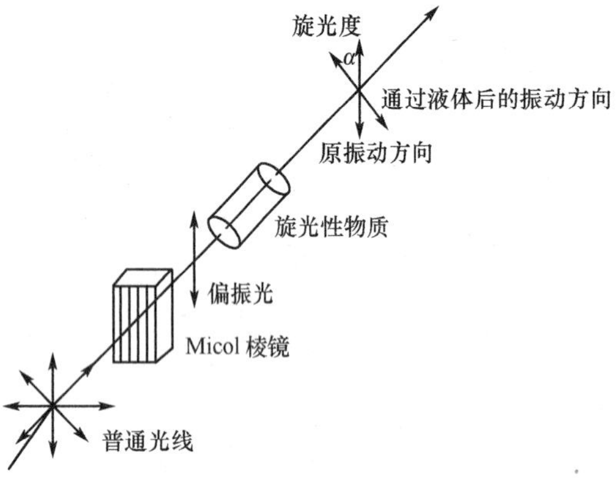

图 2-1　旋光物质的旋光度

2. 比旋光度　物质旋光度与物质的结构、光源波长，溶剂，溶液浓度，温度，盛液管长度等因素有关。为了比较物质的旋光性能，通常用比旋光度 $[\alpha]_\lambda^t$ (也称比旋光本领)表示，它在数值上等于偏振光通过单位长度(dm)，单位浓度($g \cdot mL^{-1}$)的溶液后引起的振动面的旋转角度，可以表示为：

$$[\alpha]_\lambda^t = \frac{\alpha}{lc} \tag{2-1}$$

若所测定液体为纯液体时，液体的比旋光度表示为：

$$[\alpha]_\lambda^t = \frac{\alpha}{ld} \tag{2-2}$$

式中，$[\alpha]_\lambda^t$ 为比旋光度(度 · 毫升 · $dm^{-1} \cdot g^{-1}$)，t 为测定时的温度(℃)，λ 为光源的波长(nm)，a 为旋光度(度)，l 为旋光管的长度(dm)，c 为被测溶液浓度($g \cdot mL^{-1}$)，d 为被测液体的密度($g \cdot mL^{-1}$)。在不用水为溶剂时，需注明溶剂的名称，有时还注明测定时溶液的浓度。

比旋光度是物质的重要物理常数。根据比旋光度大小，可以定性定量分析旋光性物质。

3. 旋光仪测定物质旋光度的简单原理　旋光仪测定物质旋光度的简单原理如图 2-2 所示。首先将起偏镜与检偏镜的偏振化方向调到正交，这时观察到视场最暗。装上待测旋光溶液的试管，因旋光溶液的振动面的旋转，观察到视场变亮。调节检偏镜使视场至最暗，这时检偏镜所转过的角度即为待测溶液的旋光度。

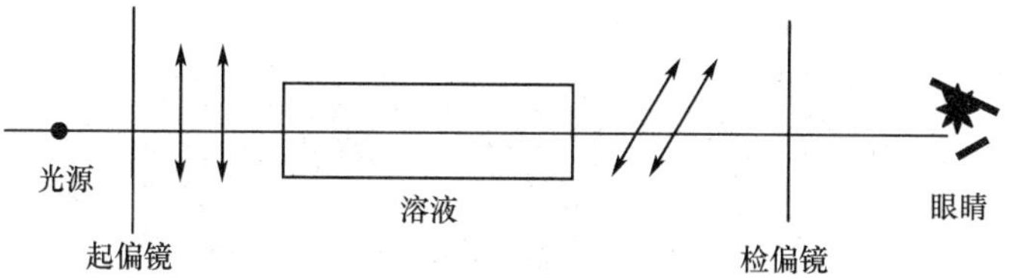

图 2-2　物质的旋光性测量简图

由于人们的眼睛很难准确地判断视场是否全暗，因而旋光仪常采用三分视场的方法来测量旋光溶液的旋光度。从旋光仪目镜中可观察到明暗程度不等的三个部分(见图 2-3A，C)。当转动检偏镜时，中间部分和两边部分将出现明暗交替变化。图 2-3 中列出四种典型情况，即图 A 中间为暗区，两边为亮区；图 B 三分视界消失，视场较暗；图 C 中间为亮区，两边为暗区；图 D 三分视界消失，视场较亮。

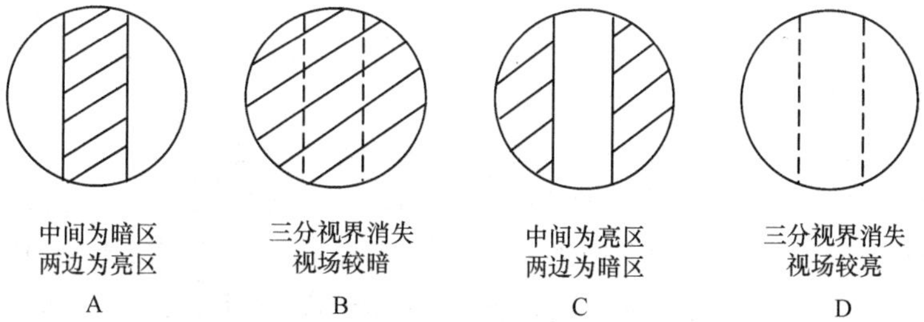

图 2-3　转动检偏镜时目镜中视场明暗变化

由于在亮度不太强的情况下，人眼辨别亮度微小差别的能力较大，所以常取图 2-2B 所示视场为参考视场(也称零度视场)，并将此时检偏镜的位置作为刻度盘的零点。当放进了待测旋光液的试管后，由于溶液的旋光性，使偏振光的振动面旋转了一定角度，使零度视场发生了变化，只有将检偏镜转过相同的角度，才能再次看到图 2-3B 所示的视场，这个角度就是旋光度，它的数值可以由刻度盘和游标上读出。

4. WXG-4 旋光仪的光学系统与结构　WXG-4 旋光仪的光学系统见图 2-4。WXG-4 旋光仪的结构见图 2-5。

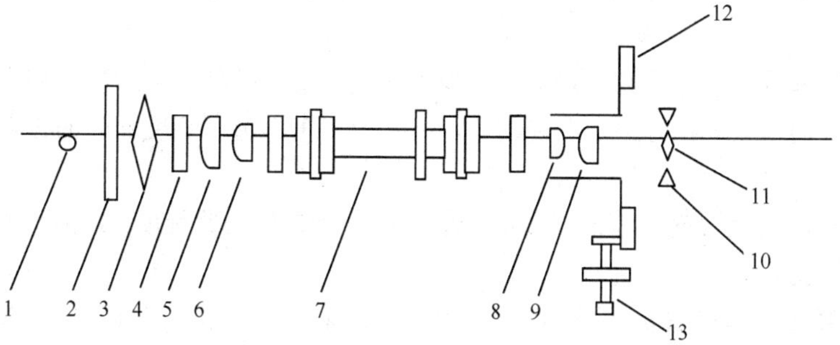

图 2-4　旋光仪的光学系统

1. 光源；2. 毛玻璃；3. 聚光镜；4. 滤色镜；5. 起偏镜；6. 半波片；7. 试管；8. 检偏镜；9. 物、目镜组；10. 读数放大器；11. 调焦手轮；12. 度盘与游标；13. 度盘转动手轮

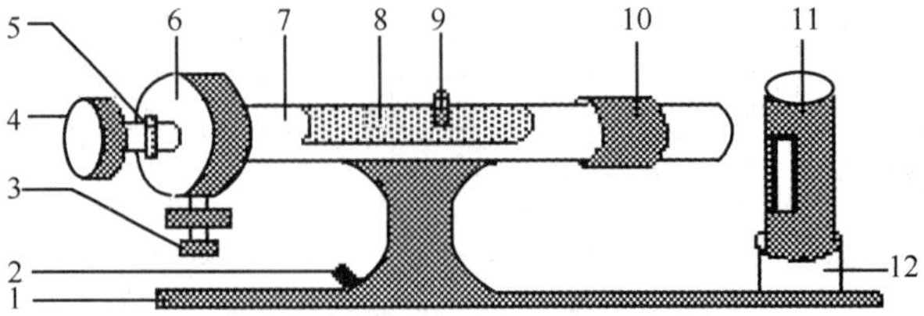

图 2-5 旋光仪的结构

1. 底座；2. 电源开关；3. 刻度盘手轮；4. 放大镜座；5. 视度调节螺旋；6. 刻度盘游表；7. 镜筒；8. 镜筒盖；9. 镜盖手柄；10. 镜盖连接圈；11. 灯罩；12. 灯座。

【仪器材料与试剂药品】

1. 仪器材料 WXG-4 型旋光仪 1 台，电子天平 1 台，容量瓶(100 mL)1 个，镜头纸。

2. 试剂药品 葡萄糖(分析纯)，蒸馏水。

【实验步骤】

1. 配制待测溶液 电子天平上称 10.00 g 葡萄糖。在 100mL 容量瓶中配成 10. 00 g · 100 mL^{-1} 的溶液，溶液须透明，否则需用干滤纸过滤。

2. 预热 开启电源开关，约 5min 后，钠光灯发光正常便可使用。

3. 零点校正 将装满蒸馏水的旋光管放入旋光仪中，旋转"视度调节螺旋 5"至三分视场界线清晰、聚焦为止。转动刻度盘手轮 3，使刻度盘游标上 0° 线和主刻度盘 0° 对准。观察零点视场亮度是否一致，如不一致，说明有零点误差，应在测定时加减此偏差值，或旋松刻度盘盖背面的四个螺丝，微微转动角度盖进行校正，一般校正不得大于 0.5°。

4. 装样 将 10.00 g · 100 mL^{-1} 葡萄糖溶液注入长度为 1 dm 的旋光管中。当注至旋光管上面形成一凸面后，将玻璃片沿管口边缘平推盖好(防止管内产生气泡)，垫好橡皮圈，旋上螺帽(螺帽旋得不要太紧，以免影响清晰度)，用吸滤纸将管外的水擦干，用擦镜纸将旋光管两端的玻璃片擦净。将旋光管放入旋光仪的光路中。

5. 葡萄糖溶液旋光度的测定 利用手轮 3 转动刻度盘和检偏镜，当视界中三分视界线消失，三部分亮度相等且视场较暗时，在刻度盘上读数。本旋光仪采用双游标读数($\alpha=\frac{A+B}{2}$，A、B 从两游标窗上分别读取的数值，α 保留至 0.01°)，以消除刻度盘中心偏差。刻度盘分为 360 格，每格 1°，游标分 20 格，仪器精密度为 0.05°。

测三次旋光度值，取 3 次的平均数作为糖溶液旋光度，并填入实验报告相应的表格内。刻度盘上的旋转方向为顺时针时，是右旋物质，读数为"＋"值；刻度盘上的旋转方向为反时针时，是左旋物质，读数为"－"值。

6. 计算葡萄糖比旋光度 按照式(2-2)计算，即得葡萄糖的比旋度，并标明测量时所用的波长和测量时的温度。

7. 测定葡萄糖溶液的浓度 测量三次浓度未知的葡萄糖溶液旋光度，取 3 次平均数作为葡萄糖溶液旋光度 α。然后将测得的旋光度 α，旋光管长度 l 和前面测出的比旋光度代入式(2-1)，求出该溶液的浓度 c，填入实验报告中相应表格内。

【注意事项】

(1) 旋光仪连续使用不能超过 2 小时，如需要长时间测定，应在中间关熄仪器 15min 以上，以免钠灯寿命减短。

(2) 由于温度每升高 1℃时，旋光度约减少 0.3%，所以通常在(20℃±2℃)条件下测定旋光度。

(3) 每次测定前应以溶剂作空白校正，测定后再校正 1 次，以确定零点有无变动。如第 2

次校正时零点有变动，则应重新测定旋光度。

(4) 旋光管用完后，一定要倾出被测液，清洗干净，吹干。

【思考题】

(1) 测定物质旋光度的意义是什么？

(2) 旋光度与比旋光度有何不同?

实验二 折光率的测定

【实验目的与要求】

(1) 掌握阿贝折光仪测定物质折光率的方法；

(2) 熟悉折光仪测定物质折光率的基本光学原理；

(3) 了解阿贝折光仪的基本结构与测定物质折光率的意义。

【实验指导】

1. 折光率 当光线从一种介质进入到另一种介质时，光的传播速度与方向均发生改变的现象称为光的折射现象。根据折射定律，在一定外界条件(如温度、压力等)下，一定波长的单色光线从真空介质 A 进入另一种介质 B 时(见图 2-6)可以得出：

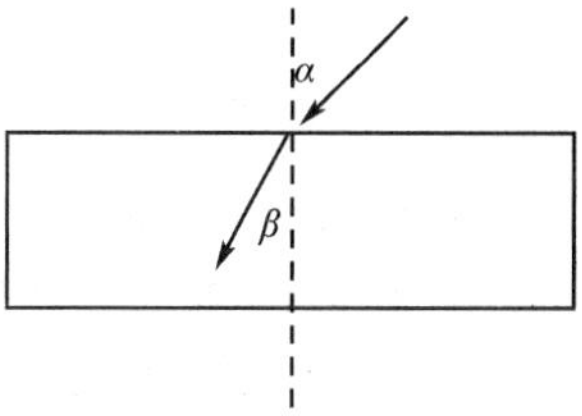

$$n=\frac{\sin\alpha}{\sin\beta} \tag{2-3}$$

图 2-6 光通过界面时的折射

式中 α 为入射角，β 为折射角，n 为介质 B 的绝对折射率(简称折射率或折光率)。通常测定的折光率，都是以空气作为比较的标准。折光率常用 n_D^t 表示，D 表示以钠灯的 D 线(5839 Å)作光源，t 是与折光率相对应的温度。例如，n_D^{20} 表示 20℃时，该介质对钠灯 D 线的折光率。

在实际工作中，往往把某一温度下测定的折光率换算成另一温度下的折光率。为了便于计算，通常用下面的公式计算得到 20℃的折光率：

$$n_D^{20}=n_D^t+(0.00045)(t-20℃) \tag{2-4}$$

式中 n_D^t 是在温度 t 时测得的折光率。

折光率是物质的重要物理常数。利用折光率，可以定性定量分析物质。

2. 阿贝折光仪光学系统与结构 阿贝折光仪光学系统见图 2-7。阿贝折光仪的结构见图 2-8。

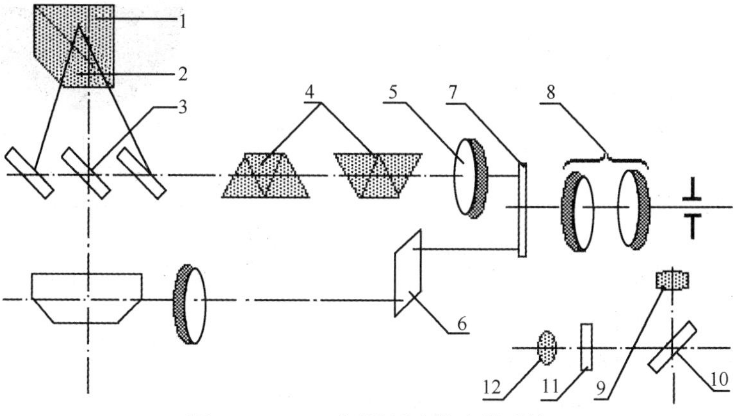

图 2-7 2WA-J 阿贝折光仪光学系统

1. 进光棱镜；2. 折射棱镜；3. 摆动反光镜；4. 消色散棱镜组；5. 望远镜组；6. 平行棱镜；7. 分化板；8. 目镜；9. 读数物镜；10. 反光镜；11. 刻度板；12. 聚光镜

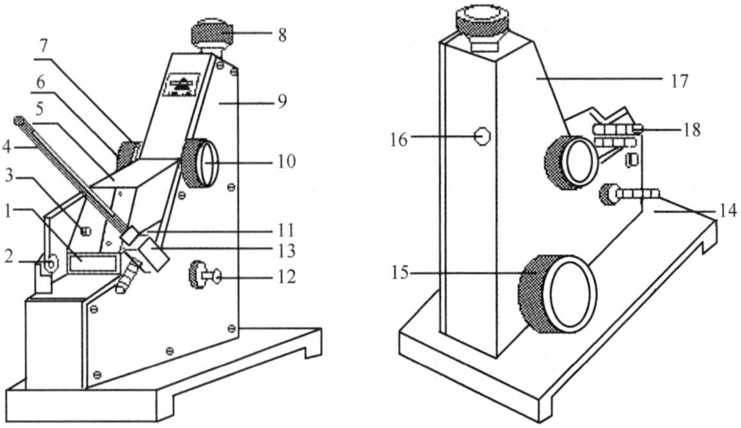

图 2-8 2WA-J 阿贝折光仪结构

1. 反射镜；2. 转轴；3. 遮光板；4. 温度计；5. 进光棱座；6. 色散调节手轮；7. 色散值刻度圈；8. 目镜；9. 盖板；10. 手轮；11. 折射棱镜座；12. 照明刻度盘聚光镜；13. 温度计座；14. 底座；15. 折射率刻度调节手轮；16. 小孔；17. 壳体；18. 恒温器接头

3. 阿贝折光仪测定物质折光率的基本光学原理 阿贝折光仪的基本光学原理如图 2-9。光由被测液体进入棱镜。如被测液体对于棱镜是光疏物质，即 $n_{被测}<n_{棱镜}$时，则折射角 β 必小于入射角 α。当入射角 α 为 90℃时，sinα=1，这时折射角达到最大值，即为临界角，用 β_o 表示。β_o 与折光率的关系为：

$$n_{被测}=n_{棱镜}\sin\beta_o \tag{2-5}$$

棱镜的折光率是已知的，由式(2-5)可知通过测定临界角 β_o，就可以得到被测液体的折射率 $n_{被测}$，这就是通常所用阿贝折光仪的基本光学原理。

为测定 β_o 值，阿贝折光仪采用"半明半暗"的方法，即让单色光由 0°～90°的所有角度从被测液体射入棱镜，这时棱镜中临界角以内的整个区域均有光线通过，因而是明亮的；而临界角以外的全部区域没有光线通过，因而是暗的。明暗两区域的界线即为临界位置。如在棱镜上方用目镜观测，就可看见一个界线十分清晰的半明半暗的图像(如图 2-10 上半部所示的图像)。当临界线与"X"字交叉线的交点重合时，目镜视场下方显示的值即为被测液体的折光率(如图 2-10 下半部所示的图像)。

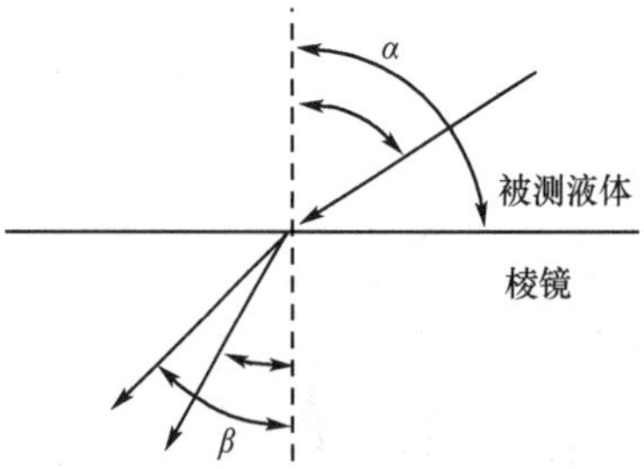

图 2-9 阿贝折光仪基本光学原理

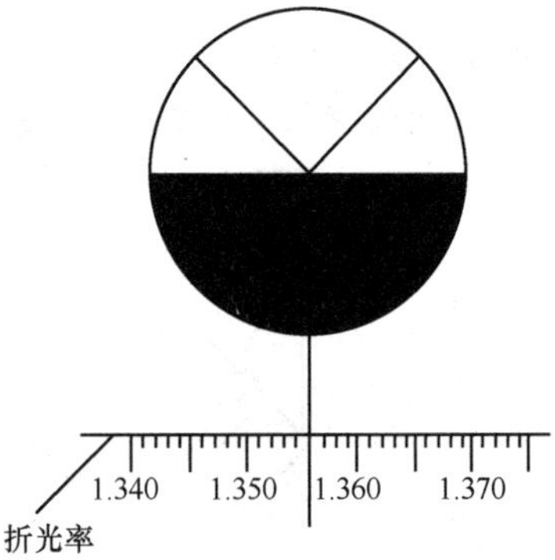

图 2-10 阿贝折光仪读数示意图

【仪器材料与试剂药品】

1. 仪器材料 2WA-J 阿贝折射仪。

2. 试剂药品 蒸馏水，95%乙醇，无水乙醇，丙酮。

【实验步骤】

1. 仪器校正 在棱镜外套上装好温度计，与超级恒温水浴相连，通入 20℃或 25℃的恒温水。当水浴恒温后，松开锁钮 10，开启棱镜，滴定管滴加少量 95%乙醇于镜面上，用擦镜纸轻轻擦拭镜面。待镜面干后，校正标尺刻度。校正方法有以下两种：

(1) 用标准折光玻璃块校正：将棱镜完全打开使成水平，用少量 1-溴代奈(n =1.66)置于光滑棱镜上，玻璃块就粘附于镜面上，使玻璃块直接对准反射镜。当读数视场指示于标准试样之值时，观察望远镜内明暗分界线是否在“X”字线中间。若有偏差则用螺丝刀微量旋转图上 16 小孔内的螺钉，使分界线像位移至“X”字线中心。

(2) 用蒸馏水校正：校正方法是通过测得蒸馏水的平均折射率，将平均值与蒸馏水的标准值(n_D^{20}=1.33299)比较。若有偏差则用螺丝刀微量旋转图上 16 小孔内的螺钉，使分界线像位移至“X”字线中心，或将其差值作为校正值△n，用试样的测定平均值减去此差值，即为被测样品的实际折射率。若校正时温度不是 20℃，应查出该温度下蒸馏水的折光率再进行核准。蒸馏水在不同温度下的折光率见表 2-1。

表 2-1 蒸馏水在不同温度下的折射率

温度(℃)	n_D^t	温度(℃)	n_D^t
18	1.33316	25	1.33250
19	1.33308	26	1.33239
20	1.33299	27	1.33228
21	1.33289	28	1.33217
22	1.33280	29	1.33205
23	1.33270	30	1.33193

2. 折光率测定

(1) 加样：松开锁钮 10，开启棱镜，滴定管滴加少量 95%乙醇于镜面上，用擦镜纸轻轻擦拭镜面。待镜面干燥后，滴加数滴样品于折射棱镜面上，闭合进光棱镜，旋紧锁钮 10。

(2) 对光：打开遮光板 3，合上反射镜 1，调节目镜 8，使视场 X 形准丝最清晰。

(3) 视场调节：首先转动折射率刻度调节手轮 15，使刻度盘标尺上的示值为最小，然后转动折射率刻度调节手轮 15，使刻度盘标尺上的示值逐渐增大，直至观察到视场中出现彩色光带或黑白临界线为止(见图 2-11A)。转动色散手柄调节手轮 6，消处色散，使视场内呈现一个清晰的明暗临界线(见图 2-11B)。再转动手柄 15，使临界线正好处在 X 形准丝交点上，若此时又呈微色散，必须重调色散手柄调节手轮 6，使临界线明暗清晰(见图 2-11C)。

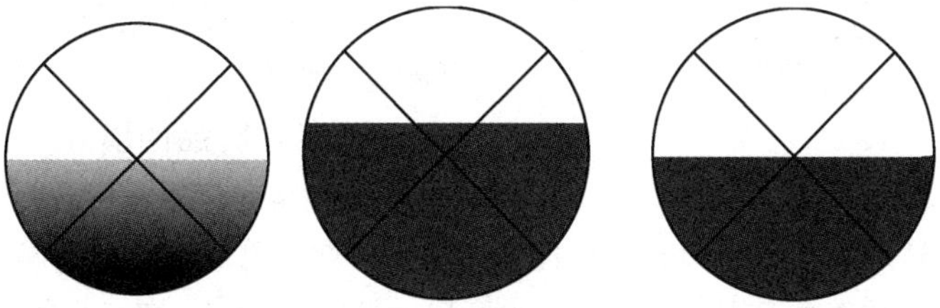

A B C

图 2-11 阿贝折光仪视场调节示意图

(4) 读数：从读数望远镜中读出标尺上相应的示值。为减少偶然误差，应转动手柄，重复测定三次(三个读数相差不能大于 0.0002)，然后取其平均值，并填入实验报告相应的表格内。

(5) 实验内容：无水乙醇、丙酮折光率的测定。

【注意事项】

(1)阿贝折光仪的量程从 1.3000 至 1.7000 ND，精密度为±0.0001，温度应控制在±0.1℃的范围内。

(2)阿贝折光仪应放置于干燥、空气流通的室内，勿在直照的日光及高温下使用；

(3)不得使用阿贝折光仪测定酸、碱等腐蚀性液体折光率。

(4)折光仪的棱镜必须注意保护，滴加液体时，滴管的末端切不可触及棱镜。在使用前后，均应用丙酮或 95%乙醇洗净镜面，待晾干后再闭上棱镜，必要时可用擦镜纸轻轻吸干镜面，但切勿用滤纸。

(5)阿贝折光仪用完后，应流尽金属套内恒温水。

【思考题】

(1)测定物质折光率的意义是什么？

(2)使用阿贝折光仪应注意哪些事项？

实验三　物质熔点的测定

【实验目的与要求】

(1)掌握毛细管法测定熔点的方法；

(2)了解测定熔点的意义。

【实验指导】

当晶体加热到一定温度时，其状态从固态转变为液态，此时的温度可视为该物质的熔点，即晶体开始融化时的温度。然而，实际上测定的是固态物质从开始熔化至全部熔化的温度范围，即熔程，也称为该物质的熔点范围。对于纯净物质，一般都有固定熔点，即一定压力下物质的熔程不超过 0.5～1℃。如混有杂质则其熔点下降，且熔程也比较大。熔点测定是医学化学实验中的重要基本操作之一，熔点测定对检验物质纯度及定性鉴别物质具有较大实用价值。

目前测定物质熔点的方法以毛细管法应用较多，其优点是样品用量少，装置和操作简便、快速，结果准确。

【仪器材料与试剂药品】

1. 仪器材料　铁架台 1 个，烧瓶夹 1 个，玻璃管(50～60cm，直径 8mm)1 根，表面皿(8cm)1 个，温度计(150℃或 200℃)1 支，酒精灯(或煤气灯)1 个，提勒(Thiele)熔点测定管 1 个，方玻璃 1 块，毛细管若干。

2. 试剂药品　液状石蜡，尿素(纯)，苯甲酸(纯)。主要试剂的熔点见表 2-2。

表 2-2　主要试剂的熔点

样品名称	标准熔点/℃
尿素	135
苯甲酸	122.4

【实验步骤】

1. 毛细管中样品的填装　取两端开口的毛细管，将其一端呈 45°角置于酒精灯(或煤气灯)的小火焰边沿处，边旋转边加热，封口一经合拢立即移出。取少许(约 0.1g)待测物质的干燥粉末，聚集成堆地置于洁净的表面皿上，将毛细管的开口一端插入粉末。取一根长约 50～60cm、直径 8mm 的玻璃管，直立在干净的玻璃片(或表面皿)上，然后将毛细管的密封端朝下，并从玻璃管中自由落下，反复操作几次，直至毛细管内装入的样品高约 3～4mm，管底部的样品填装密实、均匀为止。用滤纸拭去沾于管外的粉末。

2. 毛细管固定　将装好样品的毛细管用橡皮圈小心地套在温度计上加以固定(毛细管的内容物应恰好在温度计汞球中部)，然后将温度计插入 1 个一面有缺口的橡皮塞中(目的是保持系统与环境大气压一致)，温度计读数端朝向切口外侧(见图 2-12)。

3. 仪器安装　最常采用的熔点测定仪器是提勒(Thiele)熔点测定管，又称 b 形管(见图 2-12)。在提勒熔点测定管中注入液状石蜡导热液，导热液的液位应略高于提勒熔点测定管上叉口 1cm 左右。用烧瓶夹将测定管夹在铁架台上，然后将附有毛细管并带有橡皮塞的温度计小心插入导热液中，使温度计水银球位于侧管与直管相连处下面 1～2cm 处(或位于 b 形管上下两叉管口之间)，勿使温度计触及管壁。

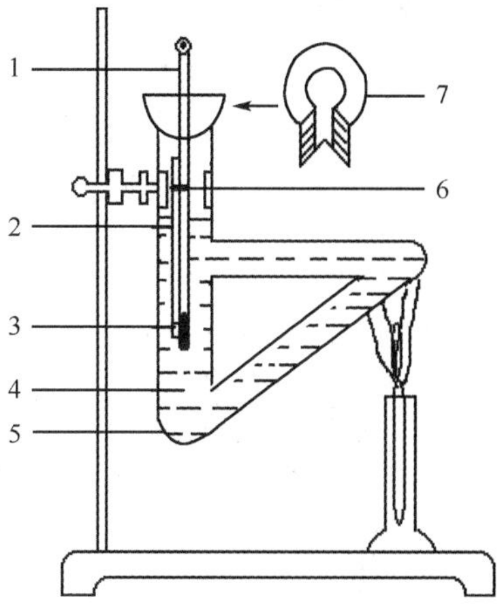

图 2-12　提勒熔点测定装置

1. 温度计；2. 毛细管；3. 样品；4. 导热液；5. 提勒熔点测定管；6. 橡皮圈；7. 缺口橡皮塞

4. 熔点测定　仪器装好后，用酒精灯(或煤气灯)在图示部位缓缓加热提勒熔点测定管，开始测定样品熔点。先进行粗测，每分钟升温 5～9℃，这样可测得一个近似熔点。然后待导热液冷却至近似熔点以下 30℃左右，更换一根装有同样样品的毛细管，再进行精测。精测开始时，温度上升的速度可以稍快，待温度达到近似熔点值 10℃时，调小火焰，使每分钟升温 1～2℃，仔细观察毛细管中样品的变化。一般的样品在加热过程中都会出现“收缩”“软化”“塌落”“出现小液滴”等现象。分别记录样品开始塌落出现微小液滴时的温度(即初熔温度)和样品恰好完全熔化全部变为液体时的温度(即全熔温度)，这两个温度间的范围即为被测物质的熔程。熔点重复测定两次，然后取平均值。

根据上述方法，测定纯苯甲酸的熔点和纯尿素的熔点，再测一个尿素和苯甲酸混合物的熔点。

【注意事项】

(1) 由于晶体物质的熔点不仅受纯度影响，而且与毛细管壁的厚薄、晶体大小、样品数量、样品填入毛细管的密实程度以及加热的速度有关。因此，填装样品所用毛细管其管壁要薄、洁净、干燥。样品必须事先充分干燥、研磨成粉，并要紧实地装填在毛细管底部且在管中应有适当高度。只有这样，才能传热迅速、均匀，结果准确。

(2) 若样品的熔点在 220℃以下，导热液除用液状石蜡外，通常还用浓硫酸。浓硫酸可加热到 250～270℃，但不可使温度太高，以免硫酸分解。液状石蜡可加热到 220～230℃，因其蒸气可燃，所以操作时要谨慎。

(3) 导热液的液位应略高于提勒熔点测定管上叉口 1cm 左右，太少不能保证导热液循环，太多又会使橡皮圈浸入导热液中而使橡皮圈逐渐溶胀、溶解甚至碳化。

(4) 因为熔化的样品可能转变成具有不同熔点的其它物质，所以一根毛细管中的样品只能用一次测定熔点。

(5) 掌握升温的速度是准确测定熔点的关键。越接近熔点，升温的速度越慢，这是为了使升温速率和热量传递到待测样品中的传递速率相近，使温度计准确指示毛细管中的样品达到的温度，同时减少因观察温度计和样品的变化情况有时间先后所造成的误差；若导热液升温太快，样品的熔化过程产生滞后，温度将上升几度，其结果使观察的熔点范围比真实值高。

(6) 记录时不能取初熔温度到全熔温度的平均值，如熔程为 123～125℃，不可记录为 124℃。另外，若物质 120℃时开始收缩，121℃开始出现液滴，122℃全部液化，熔程的记录应该是 121～122℃，且不可把 120℃收缩时的温度作为初熔温度。因为化合物在熔融前的瞬间会发生正常地软化和收缩，这种行为仅代表晶体结构的一种改变，熔融的开始仍然以看到第一滴液体为准。

【思考题】

(1) 何谓熔点和熔程？熔点测定有何实用价值？

(2) 杂质对物质的熔点与熔程测定有何影响？

(3) 下图是提勒熔点测定装置，请指出图 2-13 中的错误，并说明理由。

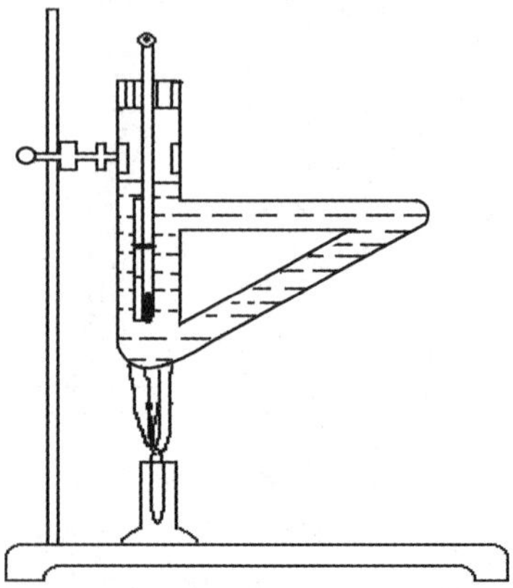

图 2-13　提勒熔点测定错误装置

实验四　物质沸点的测定

【实验目的与要求】

(1) 掌握蒸馏法测定沸点的原理和方法；

(2) 熟悉蒸馏装置安装；

(3) 了解测定沸点的意义。

【实验指导】

1. 基本原理　液体受热时其蒸气压升高，当蒸气压等于外压时，液体开始沸腾，这时液体的温度就是该液体的沸点。物质的沸点与该物质所受的外界压力有关。当外界压力增大，物质的沸点升高；相反，若减小外界压力，则物质沸点就降低。此外，纯物质在一定的压力下具有一定的沸点，但具有固定沸点的物质不一定都是纯物质。因为某些物质与其他组分形成二元或三元共沸混合物，他们也有一定的沸点。物质的沸点是重要物理常数之一，其在液体混合物的分离纯化与溶剂回收过程中具有重要意义。

将液体混合物加热至沸腾，使液体汽化，然后将蒸气冷凝为液体的过程称为蒸馏。采用蒸馏可测定液体物质的沸点。

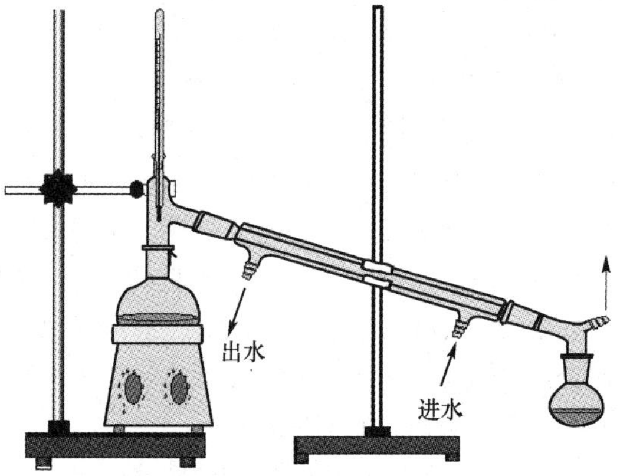

图 2-14　蒸馏装置

2. 蒸馏装置　蒸馏装置(见图 2-14)通常由热源、蒸馏瓶、蒸馏头、温度计、冷凝管、尾接管、接收瓶等组装而成。

(1) 热源：热源的选用与蒸馏液体的沸点有关，通常热源的温度比液体的沸点高 20～30℃左右。此外，当蒸馏易挥发和易燃物质时，不能用酒精灯、煤气灯等明火加热，应采用间接加热，以避免引起火灾事故。

(2) 蒸馏瓶：蒸馏瓶的选用与被蒸液体量的多少有关，通常装入液体的体积应为蒸馏瓶容积 1/3～2/3。此外，在蒸馏低沸点液体时选用长颈蒸馏瓶，而在蒸馏高沸点液体时选用短颈蒸馏瓶。

(3) 温度计：温度计的选用与蒸馏液体的沸点有关。温度计最大测定温度应高于被蒸馏液体沸点。

(4) 冷凝管：冷凝管的选用与蒸馏液体的沸点有关。当蒸馏液体沸点低于 140℃时，选用直形冷凝管、球形冷凝管或蛇形冷凝管。当蒸馏液体沸点高于 140℃，要选用空气冷凝管。

(5) 尾接管及接收瓶：尾接管将冷凝液导入接收瓶中。蒸馏通常选用圆底烧瓶或锥形瓶为接收瓶。当蒸馏低沸点、易燃、易吸潮的液体时，在尾接管的支管处连一干燥管，再从后者出口处接一胶管通入水槽或室外，并将接收瓶在冷水浴中冷却。

3. 蒸馏装置的安装　蒸馏装置的安装自下而上，从左到右，先夹住蒸馏瓶，装上蒸馏头和温度计，装上冷凝管并在合适位置夹好夹子，将尾接管和接收瓶装好，最后在接收瓶底部垫上石棉网。温度计水银球上限应和蒸馏头侧管的下限在同一水平线上。注意：任何蒸馏装置都不能密封起来，否则将引起爆炸。

4. 蒸馏操作

(1)加料与加沸石：在蒸馏头上放一长颈漏斗(注意漏斗下口处的斜面应超过蒸馏头支管的下限)，缓慢将液体倒入蒸馏瓶中，加入 2～3 粒沸石(防止液体过热而出现暴沸现象)。加沸石时应注意：避免将沸石加至已受热接近沸腾的液体中；如果沸腾中途停止过或重新蒸馏，应补加入新的沸石。

(2)加热蒸馏：用水冷凝管时，水由冷凝管下口缓缓通入，自上口流出。然后开始加热，最初宜用较低温度加热，接着慢慢增加温度。一旦液体沸腾，温度计水银球部位出现液滴时，温度计读数急剧上升，此时适当降低温度，让水银球上液滴和蒸气温度达到平衡，然后再稍微升高温度，进行蒸馏。控制蒸馏速度，使每秒钟馏出 1～2 滴，此时温度计读数即是馏出液的沸点。

(3)收集馏分：先用一个接收瓶收集前馏分(比预期蒸馏液体沸点较低的液体)，然后更换接收瓶，收集剩余馏分。

(4)停止蒸馏：蒸馏结束后(蒸馏液体不可完全蒸干，以防烧瓶破裂发生意外)，应先停止加热，待馏出物几乎不再流出时，关掉冷凝水。最后从右至左，从上到下拆除仪器，并清洗干净。

【仪器材料与试剂药品】

1. 仪器材料　加热套，250mL 圆底蒸馏烧瓶 2 个，蒸馏头 1 个，温度计(150℃)1 支，直形冷凝管 1 个，尾接管 1 个，50mL 锥形瓶 1 个，250mL 量筒 1 个；铁架台 1 个，胶管。

2. 试剂药品　正丁醇，碎瓷片或沸石。

【实验步骤】

在 250mL 圆底烧瓶中，加入 100mL 正丁醇，加入几粒碎瓷片或沸石，按照图 2-14 装好蒸馏装置。通入冷凝水，用加热套加热。蒸去前馏分，温度趋于稳定后，更换接收瓶，用干燥的 250mL 圆底烧瓶作接收瓶收集剩余馏分，记录此时温度计的度数(正丁醇的沸点)。停止加热，关掉冷凝水，将收集的液体倒入回收瓶，按从右至左，从上到下拆除仪器，并清洗干净。

【注意事项】

注意事项见蒸馏装置与蒸馏操作。

【思考题】

(1)什么叫沸点？测定沸点的意义？

(2)蒸馏时加入沸石的作用是什么？如果蒸馏前忘记加沸石，能否立即将沸石加至将近沸腾的液体中？当重新蒸馏时，用过的沸石能否继续使用？

(3)在蒸馏时，密封的蒸馏装置将产生什么后果？为什么？

实验五　减 压 蒸 馏

【实验目的与要求】

(1)掌握减压蒸馏操作；

(2)熟悉减压蒸馏的基本原理与装置的安装。

【实验指导】

1. 基本原理　通过降低体系内的压力，以降低液体沸点来达到蒸馏纯化目的的操作称为减压蒸馏(又称真空蒸馏)。减压蒸馏对于分离或提纯沸点较高或性质比较不稳定的液态物质具有特别重要的意义。

对液体物质进行减压蒸馏前，应先从文献中查阅该液体物质在减压下相应的沸点。若查不到沸点，可根据液体物质的沸点-压力经验计算图(见图 2-15)估计液体物质在减压下的沸点。如常压下苯甲酸的沸点为 179℃，要减压到 50mmHg，它的沸点应为多少？可先从图 2-15 中间的直线上找出相当于 179℃的沸点，将此点与右边直线上的 50mmHg 的点连成一直线，延长此直线与左边的直线相交，交点所示的温度就是 50mmHg 时的苯甲酸的沸点，约为 100℃。

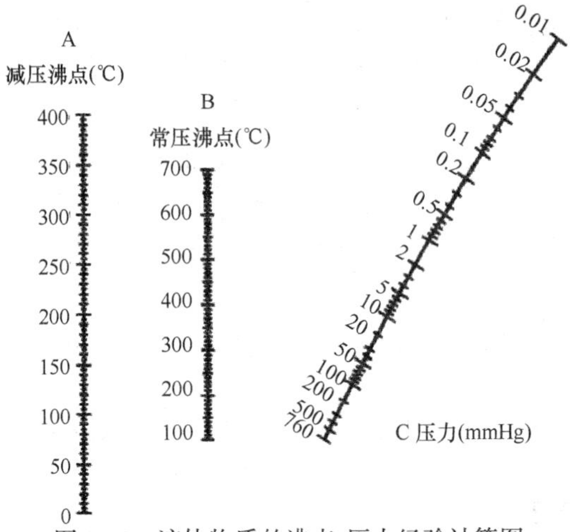

图 2-15 液体物质的沸点-压力经验计算图

此外，也可根据下述经验规律大致推算液体物质在不同压力下的沸点：当压力降低到 2.67kPa(20mmHg)时，液体物质的沸点比常压下[101.3kPa(760mmHg)]的沸点低 100～120℃左右；当压力在 1.33～3.33kPa(10～25mmHg)之间时，压力每相差 0.1333kPa(1mmHg)，液体物质沸点相差约 1℃。

2. 减压蒸馏装置 图 2-16A、B 是常用的减压蒸馏系统。整个系统可分为蒸馏、抽气(减压)、保护和测压装置四部分。

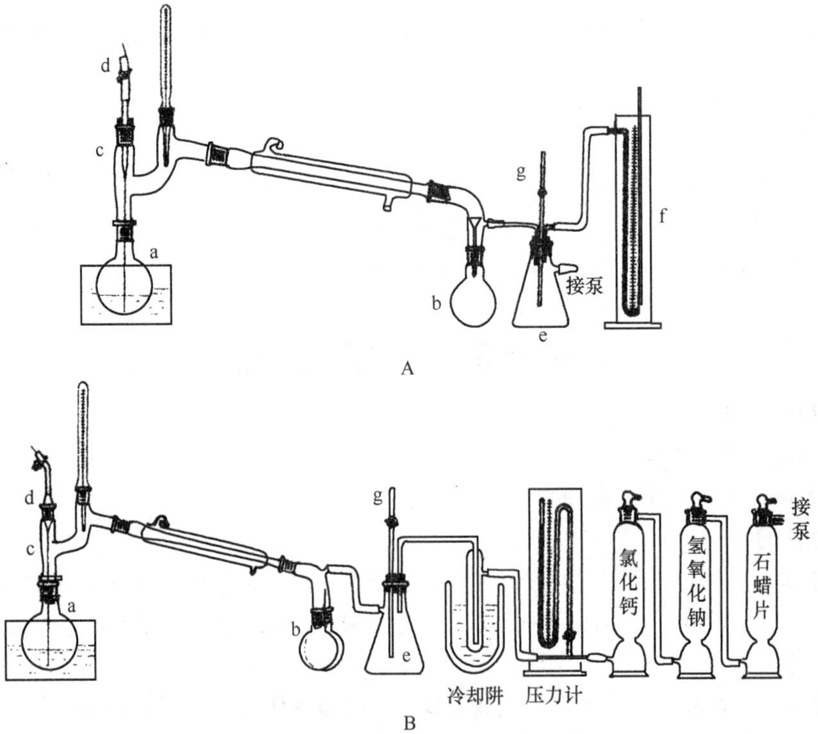

图 2-16 减压蒸馏装置

(1)蒸馏部分：蒸馏部分主要包括热源、克氏蒸馏瓶、冷凝管、接收器。

1)热源：根据液体物质的沸点不同选用恰当的热浴。热浴的温度应比液体的沸点高 20～30℃左右。注意：绝不能直接加热蒸馏瓶，否则因液体局部受热而引起暴沸。

2)克氏蒸馏瓶：如图 2-16 所示，a 是克氏(Claisen)蒸馏瓶(在磨口仪器中用克氏蒸馏头配圆底烧瓶代替)，有两个瓶颈(其目的是避免瓶内液体由于沸腾而冲入冷凝管中)。带支管的瓶口插入温度计。另一瓶口插入一根厚壁毛细管 c，其长度恰好伸到离瓶底约 1～2mm 处。玻璃管的另一端连有一段带螺旋夹 d 的橡皮管。螺旋夹 d 用以调节进入烧瓶的空气量，使液体中有连续平稳的小气泡冒出，成为液体沸腾的气化中心，同时也起一定的搅拌作用，使沸腾平稳而不暴沸。注意：减压蒸馏瓶内的液体不可超过其容积的 1/2；减压蒸馏瓶浸入热浴的深度应超过瓶内的液面，以防止暴沸；蒸馏沸点较高的物质时，应用石棉绳或石棉布包裹蒸馏瓶的两颈，以减少散热。

3)冷凝管：如果蒸馏的液体量不多而且沸点甚高，或是低熔点的固体，可不用冷凝管，直接将克氏蒸馏头的支管通过接液管直接插入接收瓶中。

4)接收器：接收器 b 通常为圆底蒸馏烧瓶、抽滤瓶或厚壁试管，但切不可用平底烧瓶或锥形瓶。蒸馏时若要收集不同的馏分而又不中断蒸馏，则可用多尾接液管与接收器连接，通过转动多尾接液管，就可使不同的馏分进入到指定的接收器中。

(2)抽气部分：在实验室中通常用水泵或油泵进行减压。水泵所能达到的最低压力为当时水温下的水蒸气压。若水温为 18℃，则水蒸气压约为 2kPa。在较低压力下进行减压蒸馏时，通常使用油泵。油泵可把压力很容易地减到 13.3kPa。使用油泵时，必须注意防护保养，不可使水、有机物、酸等蒸气进入泵中。

(3)保护及测压装置部分：保护及测压装置部分是由安全瓶、冷却阱、吸收塔(或干燥塔)和汞压力计组成。

1)安全瓶：安全瓶 e 一般用吸滤瓶，它可防止压力下降时，水泵中的水或油泵中的油倒吸至蒸馏装置内。瓶上的两通活塞 g 供调节系统压力及放气之用。

2)冷却阱：冷却阱(见图 2-17A)可用冰-盐、干冰-乙醇或干冰-水等冷却剂冷却。冷却阱通常置于盛有冷却剂的广口保温瓶中。

3)吸收塔又称干燥塔：吸收塔(见图 2-17B)通常设二个，前一个装无水氯化钙，后一个装粒状氢氧化钠。有时为了吸除烃类气体，可再加一个装石蜡片的吸收塔。吸收塔的作用是吸收酸性气体、水蒸气和有机蒸气。若用水泵减压，则不需要吸收装置。

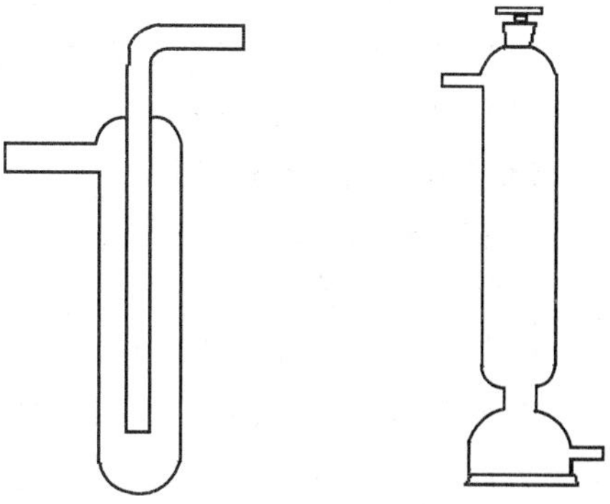

图 2-17 冷却阱与吸收塔的示意图

A. 冷却阱 B. 吸收塔

4)汞压力计：进行减压蒸馏时通常采用汞压力计测量减压系统的压力。压力计主要包括开口式汞压力计与封闭式汞压力计。图 2-18A 为开口式汞压力计，两臂汞柱高度之差，即为大气压力与系统中压力之差，因此蒸馏系统内的实际压力(真空度)应是大气压力减去压力差。图 2-18B 为封闭式汞压力计，两臂液面高度差即为蒸馏系统中的真空度。测定压力时，可将管后木座上的滑动标尺的零点调整到右臂的汞柱顶端线上，这时左臂的汞柱顶端线所指示的刻度即为系统的真空度。使用时应避免水或其他污染物进入压力计内，否则将严重影响其准确度。

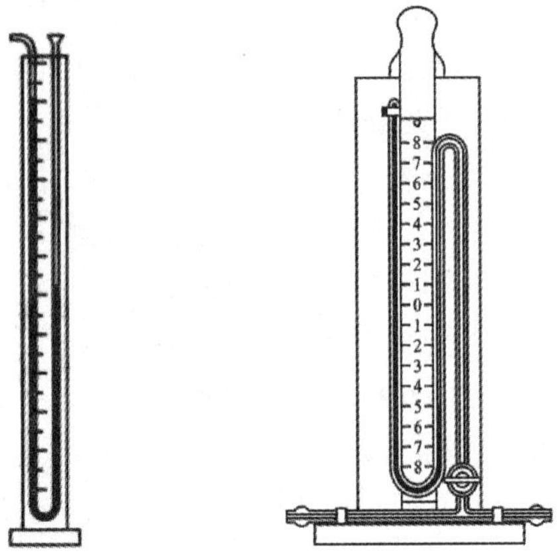

图 2-18　压力计示意图

A. 开口式汞压力计　B. 封闭式汞压力计

3. 减压蒸馏装置的安装　减压蒸馏装置的安装与蒸馏装置的安装相似。为保持整个系统密封不漏气，最好用真空橡皮管，各磨口玻璃部位都应仔细涂好真空脂或凡士林。

4. 减压蒸馏操作　在减压蒸馏之前，应先从手册上查出液体物质在不同压力下的沸点，供减压蒸馏时参考。当被蒸馏物中含有低沸点的物质时，应先进行普通蒸馏，然后用水泵减压蒸去低沸点物质，最后再用油泵减压蒸馏。减压蒸馏操作程序如下：

1）仪器安装好后，先检查系统是否漏气，方法是：旋紧毛细管上的的螺旋夹 d 关闭毛细管，减压至压力稳定后，夹住连接系统的橡皮管，观察压力计水银柱有否变化，无变化说明不漏气，有变化即表示漏气。

2）在克氏蒸馏瓶中，倒入不超过其容积 1/2 的待蒸馏液体。

3）旋紧毛细管上的的螺旋夹 d，打开安全瓶 e 上的二通活塞 g，然后开泵抽气。

4）逐渐关闭 g，从压力计 f 上观察系统所能达到的真空度。如果是因为漏气而不能达到所需的真空度，可检查各部分的连接是否紧密。如果超过所需的真空度，可小心地旋转活塞 g，慢慢地引进少量空气，以调节至所需的真空度

5）调节螺旋夹 d，使液体中有连续平稳的小气泡通过。

6）开启冷凝水，选用合适的热浴加热蒸馏，每秒钟馏出 1～2 滴为宜。在整个蒸馏过程中，随时调节螺旋夹 d，使进入毛细管的空气量能保证液体平稳沸腾，而且要密切注意温度计和压力针的读数。

7）接收器收集馏分。

8）减压蒸馏中断或完毕时，为使装置系统恢复到大气压，应按下列程序操作：先移去热源；待稍冷后，稍微旋开螺旋夹 d，慢慢打开二通活塞 g（避免汞柱急速上升，冲破压力计），使系统与大气相通，然后完全松开毛细管上的螺旋夹 d（避免液体吸入毛细管）；关掉冷凝水，停止水泵或油泵的工作，拆卸仪器。

【仪器材料与试剂药品】

1. 仪器材料　克氏蒸馏头 1 个，250mL 圆底烧瓶 3 个，250mL 量筒 1 个，直形冷凝管 1 个，1 个真空接收管，水浴锅 1 个，温度计（150℃）1 支，长毛细管 1 个，螺旋夹 1 个，吸滤瓶 1 个，二通活塞 1 个，水泵，压力计，真空橡皮管。

2. 试剂药品　正丁醇。主要试剂的物理常数见表 2-3。

表 2-3　正丁醇的物理常数

名称	分子量	性状	折光率℃	比重℃	沸点℃
正丁醇	74.12	无色透明液体	1.3993	0.80978	117.7

【实验步骤】

按图 2-16 安装减压蒸馏装置。检查系统是否漏气后，用量筒量取 100mL 正丁醇注入 250mL 圆底烧瓶中。旋紧毛细管上的的螺旋夹 d，打开安全瓶上的二通活塞 g，开泵抽气，逐渐关闭 g，

开启冷凝水，水浴加热，蒸馏，通过转动多尾接液管，收集不同馏分，记录系统压力与液体沸点。蒸馏完毕后，移去水浴，待稍冷后，稍微旋开螺旋夹 d，渐渐打开二通活塞，完全松开毛细管上的螺旋夹 d，关掉冷凝水，关闭水泵，拆卸仪器，馏分称重。

【注意事项】

注意事项见减压蒸馏装置与减压蒸馏操作。

【思考题】

(1)什么叫减压蒸馏？

(2)减压蒸馏过程中应注意什么？

(3)当减压蒸馏完毕后，应如何停止减压蒸馏？为什么？

实验六　纸层析分离氨基酸

【实验目的与要求】

(1)掌握纸层析分离氨基酸的方法；

(2)了解纸层析的原理。

【实验指导】

1. 纸层析　层析法(又称色谱法)是一种广泛应用的分离、纯化和鉴定物质的重要方法，特别适用于少量或微量多组分混合物的分离。层析法的基本原理是利用混合物中各组分在某一物质的吸附或分配(溶解)性能的不同，使混合物的溶液流经该物质进行反复的吸附或分配，从而使各组分分离。

纸层析是以滤纸作为载体，以滤纸上吸附的水为固定相，与水不相混溶的有机溶剂(展开剂)作为流动相(利用纸纤维的毛细现象，溶剂在含水的滤纸上移动)，根据被分离组分在两相的分配系数不同而达到分离目的。纸层析的优点是对亲水性较强的成分分离较好，但其所费时间较长。

2. 比移值(R_f值)　样品经纸层析后，被分离开的各组分可通过比较它的 R_f 值(比移值)来鉴定。R_f 值的计算如下式：

$$R_f = a / b \tag{2-6}$$

式中，a 为色斑最高浓度中心至原点中心的距，b 为展开剂前沿至原点中心的距离。R_f 值计算示意图见图 2-19。

当温度、吸附剂、展开剂等条件相同时，物质的比移值是一个特有的常数，可作定性分析物质的依据。

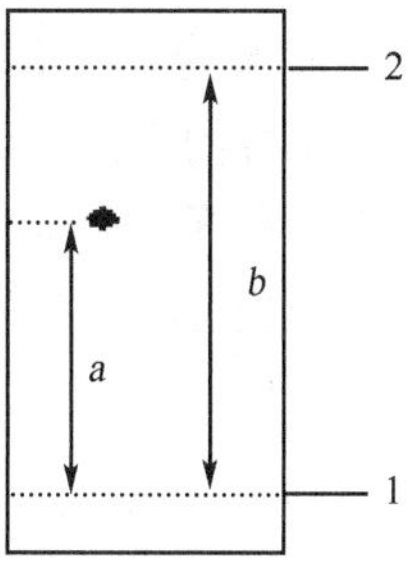

图 2-19　R_f 值计算示意图

1. 起点线；2. 展开剂前沿

a. 色斑最高浓度中心至原点中心的距离；b. 展开剂前沿至原点中心的距离

【仪器材料与试剂药品】

1. 仪器材料　标本缸(筒形，约 10cm×30cm)1 个，小试管 3 支，毛细管(口径 1mm)3 支，喷雾器 1 个，电吹风 1 个，尺子 1 把，铅笔 1 支；层析滤纸(9cm×20cm)1 张。

2. 试剂药品　0.2%亮氨酸溶液，0.2%丙氨酸溶液，丙氨酸与亮氨酸混合液，展开剂(正丁醇：醋酸：水=4∶1∶5)，1%茚三酮丙酮溶液。

【实验步骤】

1. 点样　在距滤纸一端约 2cm 处用铅笔轻轻划一横线作起点线，在横线上等距离地标上 A、B、C 三点，点之间的距离约 2cm。用管口平整的毛细管蘸取氨基酸混合液轻轻点在 B 点上。在 A 点点上 0.2%丙氨酸溶液点；在 C 点点上 0.2%亮氨酸溶液。风干，按上述方法重复点样 1 次。

2. 展开 层析缸中注入适量的展开剂，将点样滤纸垂直地悬挂在层析缸中央，盖好盖。20min 后，改变悬挂滤纸的高度，使点样的一端浸入展开剂液面下约 1cm 处，但不能浸至起点线上，盖好盖，如图 2-20A。

3. 显色 当展开剂的前沿位置距离滤纸上端约 3～4cm 处时，取出滤纸，用铅笔划出起点位置与展开剂前沿位置(见图 2-20B)，用电吹风吹干。用喷雾器将茚三酮丙酮溶液均匀地喷在滤纸上，再吹干至显色，用铅笔画出斑点的轮廓。

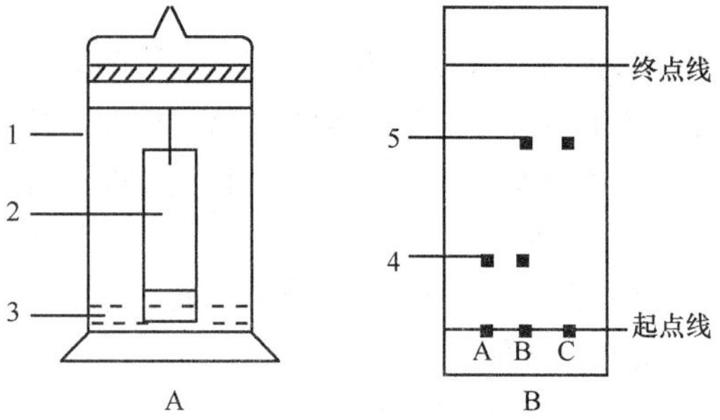

图 2-20 纸层析示意图

A. 纸层析装置 B. 纸层析滤纸纸条

1. 层析缸；2.滤纸；3. 展开剂；4. 丙氨酸斑点；5. 亮氨酸斑点

4. 计算 计算亮氨酸与丙氨酸的 R_f 值。

【注意事项】

(1)在点样时，A、C 点要距滤纸边缘 1cm 以上，以免产生边缘效应.

(2)每次样点的扩散直径不得超过 2～3mm。

(3)用热风吹干显色时，温度不宜太高。

(4)滤纸不能随便与手接触而被污染，以免影响结果。

【思考题】

(1)R_f 值的意义是什么？影响 R_f 值的因素有哪些？

(2)实验结果可知丙氨酸的 R_f 值比亮氨酸的 R_f 值小，能否判断丙氨酸和亮氨酸的极性哪个大些。

实验七 分光光度法测定化学平衡常数

【实验目的与要求】

(1)掌握分光光度法测定化学平衡常数的方法；

(2)熟悉 V-5000 可见分光光度计的使用方法；

(3)了解分光光度法测定化学平衡常数的原理。

【实验指导】

1. 分光光度法原理 化学平衡常数有时可用分光光度法来测定，分光光度法原理如下：当一束平行的单色光通过有色溶液时，光的吸收程度(吸光度)与溶液的浓度 c、溶液液层厚度 d，以及入射光的强度 I_0 等因素有关。

根据实验的结果证明：有色溶液对光的吸收程度与溶液中有色物质的浓度和液层厚度的乘积成正比。这就是朗伯-比尔定律，其数学表示式为：

$$A = \lg\frac{I_0}{I} = \varepsilon cd \tag{2-7}$$

式中：A 为吸光度，I_0 为入射光的强度，I 为透过光的强度，ε 为吸光系数，c 为溶液的浓度，d 为溶液液层厚度。

吸光度应在最大吸收波长 λ_{max} 下测定。如果将不同波长的单色光通过一定浓度的某一溶液，分别测定溶液对各种波长的单色光的吸光度，然后以入射光的波长 λ 为横坐标，相应的吸光度 A 为纵坐标，可得到一条吸光度随波长变化的曲线，称为吸收曲线或吸收光谱。吸收曲线中吸光度最大时所对应的波长称为最大吸收波长，用 λ_{max} 表示(见图 2-21)。在最大吸收波长处测定吸光度，测定的灵敏度最高。

2. 分光光度法测定化学平衡常数的原理　若同一种有色物质的两种不同浓度溶液厚度相同，则可得：

$$A_1/A_2=c_1/c_2 \text{ 或 } c_2=c_1A_2/A_1 \qquad (2\text{-}8)$$

如果已知标准溶液中有色物质的浓度为 c_1，并测得标准溶液的吸光度为 A_1 和未知溶液的吸光度为 A_2，即可求出未知溶液的浓度 c_2。

本实验通过上述方法测定下列化学反应的平衡常数：

$$Fe^{3+} + HNCS \rightleftharpoons FeNCS^{2+} + H^+$$

$$K_c = \frac{\left[FeNCS^{2+}\right]\left[H^+\right]}{\left[Fe^{3+}\right]\left[HNCS\right]} \qquad (2\text{-}9)$$

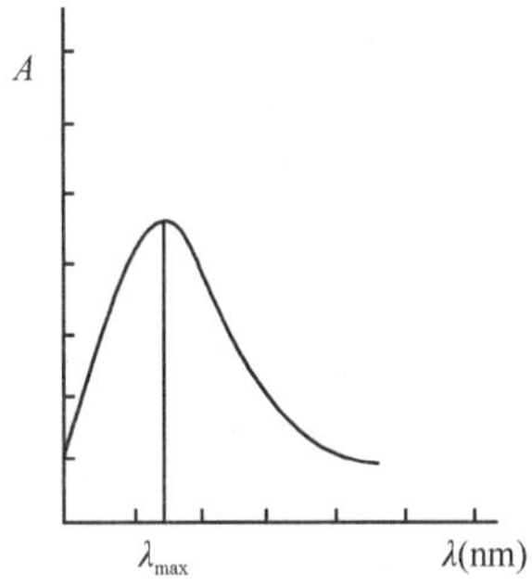

图 2-21　吸收曲线

由于反应中 Fe^{3+}、HNCS、H^+都是无色，只有 $FeNCS^{2+}$是深红色，所以平衡时溶液中 $FeNCS^{2+}$的浓度可以用已知浓度的 $FeNCS^{2+}$标准溶液通过比色求得，根据反应方程式和 Fe^{3+}、HNCS、H^+的初始浓度，求出平衡时各物质的浓度：$[Fe^{3+}]= c_{Fe^{3+}}-[FeNCS^{2+}]$，$[HNCS]= c_{HNCS}-[FeNCS^{2+}]$，代入式(2-9)即可求出 K_c。

本实验中，已知浓度的 $FeNCS^{2+}$标准溶液可以根据下面的假设配制：当$[Fe^{3+}]>[HNCS]$时，反应中 HNCS 可以假设全部转化为 $FeNCS^{2+}$，因此 $FeNCS^{2+}$的标准浓度就是所用 HNCS 的初始浓度。实验中作为标准溶液的初始浓度为 $c_{Fe^{3+}}=0.1mol \cdot L^{-1}$，$c_{HNCS}=0.0002\ mol \cdot L^{-1}$。

由于 Fe^{3+}的水解会产生一系列有色离子，因此溶液必须保证较大的$[H^+]$以阻止 Fe^{3+}水解。较大的$[H^+]$还可以使 HNCS 基本上保持未电离状态。本实验用 HNO_3 保持溶液的$[H^+]=0.5\ mol \cdot L^{-1}$。

3. V-5000 可见分光光度计

(1) V-5000 可见分光光度计结构：V-5000 可见分光光度计外形见图 2-22。操作面板见图 2-23。

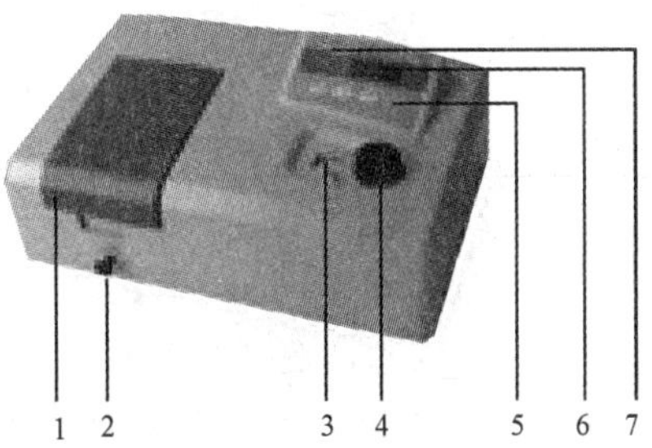

图 2-22　V-5000 仪器的外形示意图

1. 样品室盖；2. 手动拉杆；3. 波长刻度盘；4. 波长调节旋钮；5. 操作面板；6. LED 显示器；7. 工作状态指示灯

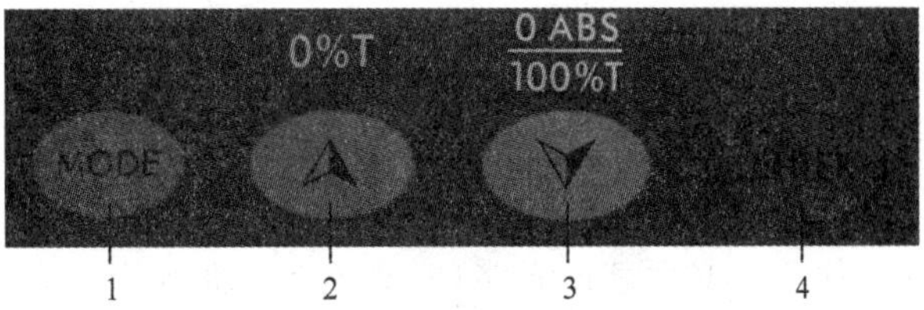

图 2-23　V-5000 仪器的操作面板示意图

1. 模式转换键（T，A，C，F 的切换）；2. 上键（“0%T”键）；3. 下键（“0ABS/100%T 键”）；4. 确认键

(2) V-5000 可见分光光度计操作规范

1) 开机与预热：仪器接通电源后，开机、建议预热至少 20min 以上再进行测试。

2) 待操作

A. 测试前先检查暗电流，检查方法：透过率模式(T 档)，光路中放挡光体(黑体)，检查透过率是否显示为 0.0%T。否则要调整暗电流，按“上键”，使透光率显示为 0.0%T。

B. 在调 0A/100%T 之前，确保已把空白样品或参比溶液放入光路中，否则调 0A/100%T 的结果不是扣除空白样品或参比溶液之后的 0A/100%T，最终将导致测量结果不准确。

3）吸光度测量

A. 选择吸光度测量模式：按动“MODE”键，使仪器状态指示灯指在“A”，同时屏幕显示为吸光度。

B. 设定测试波长：转动波长调节旋钮，使波长指在待测波长位置。

C. 调 0.000Abs：把空白样品或参比溶液放入光路中，按“下键”，在当前测试波长下对空白样品或参比溶液进行调 0.000Abs。

D. 样品测试：用空白样品或参比溶液调 0.000Abs 之后，把待测样品放入光路中，显示读数就是样品在当前测试波长下的吸光度。

【仪器材料与试剂药品】

1. 仪器材料 V-5000 可见分光光度计 1 台，10 mL 吸量管 4 支，50 mL 干燥洁净小烧杯 6 只，镜头纸若干张。

2. 试剂药品 0.2 mol · L^{-1} Fe^{3+}溶液和 0.002 mol · L^{-1} Fe^{3+}溶液（用 $Fe(NO_3)_3 \cdot 9H_2O$ 溶解在 mol · L^{-1} HNO_3 中配成，HNO_3 浓度必须标定），0.002 mol · L^{-1} KNCS 溶液。

【实验步骤】

1. $FeNCS^{2+}$标准溶液的配制 在 1 号烧杯中加 10 mL 0.2 mol · L^{-1} Fe^{3+}溶液、2 mL mol · L^{-1} KNCS 溶液和 8 mL H_2O，充分混合，得[$FeNCS^{2+}$]=0.0002 mol · L^{-1} 溶液。

2. 待测溶液的配制 在 2～5 号烧杯中分别按表 2-4 中的剂量配制并混匀。

表 2-4 待测溶液的配制及吸光度测定

烧杯编号	0.002 mol · L^{-1} Fe^{3+}溶液体积（mL）	0.002 mol · L^{-1} KNCS 溶液体积（mL）	H_2O 体积（mL）	吸光度 A	[$FeNCS^{2+}$]（mol · L^{-1}）
1	—	—	—		0.0002
2	5.00	5.00	0.00		
3	5.00	4.00	1.00		
4	5.00	3.00	2.00		
5	5.00	2.00	3.00		

3. 测 1～5 号溶液的吸光度

（1）找最大吸收波长 λ_{max}：将盛空白溶液（蒸馏水）的比色皿放入比色皿架的第一格中，注意比色皿光面朝向光路（即比色皿光面处于左右方向），再将 1 号溶液放入比色皿架的第二格中，盖上样品室盖。按“MODE”键将功能选择开关调至“A”档（即吸光度档），将空白溶液放在光路上，将波长调至 440 nm，按“下键”调节吸光度为“0.000”，再将手动拉杆拉出一格，此时 1 号溶液放在光路上，读数显示窗上所显示的数值即为 1 号溶液在 440nm 下的吸光度。按此法测定，波长从 440～460 nm 每隔 2 nm 测一次 1 号溶液的吸光度，找到 λ_{max}。

（2）测定 1～5 号溶液吸光度 A：将 V-5000 可见分光光度计波长调至 λ_{max} 处，将空白溶液放入比色皿架的第一格，再将 1 号、2 号、3 号溶液依次放入比色皿架的第二格至第四格中，盖上样品室盖，将空白溶液放在光路上，按“下键”调节吸光度为“0.000”后，再将拉杆拉出一格，测 1 号溶液吸光度，再拉出一格测 2 号溶液吸光度，再拉出一格测 3 号溶液吸光度。然后打开样品室盖，将第二格和第三格中的溶液换成 4 号、5 号溶液，按上面方法测吸光度。

4. 计算化学平衡常数　由 1 号溶液浓度和吸光度求出 2～5 号溶液的浓度，计算各溶液 K_c，写入表 2-5 中，求四次结果平均值 $\overline{K_c}$ 。

表 2-5　化学平衡常数的计算

烧杯编号	$[FeNCS^{2+}]$ ($mol \cdot L^{-1}$)	$c_{Fe^{3+}}$ ($mol \cdot L^{-1}$)	$[Fe^{3+}]$ ($mol \cdot L^{-1}$)	c_{HNCS} ($mol \cdot L^{-1}$)	$[HNCS]$ ($mol \cdot L^{-1}$)	$[H^+]$ ($mol \cdot L^{-1}$)	K_c
2							
3							
4							
5							
$\overline{K_c}$							

【注意事项】

(1) 注意保护比色皿，只能用镜头纸擦拭其光面。

(2) 处理数据时，要按照有效数字运算规则计算。

(3) 使用 V-5000 可见分光光度计时，注意波长每变化一次，都要合上样品室盖用空白溶液重新调节吸光度为“0.000”。

【思考题】

(1) 平衡浓度 $[FeNCS^{2+}]$、$[Fe^{3+}]$、$[HNCS]$ 是如何求得的？

(2) 在配制 Fe^{3+} 溶液时，用纯水和用 HNO_3 溶液来配制有何不同？

实验八　酸 碱 滴 定

【实验目的与要求】

(1) 掌握双指示剂法测定混合碱含量的原理；

(2) 熟悉滴定管、移液管及容量瓶的操作技术；

(3) 了解计算过程。

【实验指导】

1. 酸碱标准溶液浓度标定的原理　酸碱中和滴定，是用已知物质量浓度的酸（或碱）来测定未知物质量浓度碱（或酸）的方法叫做酸碱中和滴定。实验中常用酸碱指示剂来判断反应是否完全中和。在酸碱滴定法中，酸碱之间的反应简写为：$H^+ + OH^- = H_2O$。

市售盐酸为无色透明的 HCl 水溶液，HCl 含量为 36%～38%（W/W），相对密度约为 1.18。由于浓盐酸易挥发放出 HCl 气体，不能直接配制准确浓度的溶液，需用间接配制的方法。标定盐酸的基准物质常用无水碳酸钠和硼砂等。本实验采用无水碳酸钠为基准物质，使用前在 180～200℃的烘箱中烘干 2～3h，甲基红为指示剂标定盐酸的准确浓度。

Na_2CO_3 标定 HCl 的反应式为：$2HCl + Na_2CO_3 = 2NaCl + H_2O + CO_2\uparrow$ 。HCl 浓度的计算如下：

$$c_{HCl}=\frac{2m_{Na_2CO_3}}{M_{Na_2CO_3}\cdot V_{HCl}} \tag{2-10}$$

此反应本身由于产生 CO_2 溶于水中产生碳酸，所以接近终点前将其放在加热板上煮沸除去

CO_2，冷却后再滴定至终点。

邻苯二甲酸氢钾比较稳定，易于保存，且摩尔质量较大，是常用的基准物质。NaOH 容易吸收空气中的 H_2O 和 CO_2，而且还含有少量的硫酸盐，硅酸盐和氯化物等杂质，只能用间接法配制标准溶液。先配成接近所需浓度的 NaOH 溶液，然后用邻苯二甲酸氢钾进行标定，选择酚酞为指示剂，终点时颜色变化非常敏锐。

用邻苯二甲酸氢钾标定 NaOH 的反应式为：

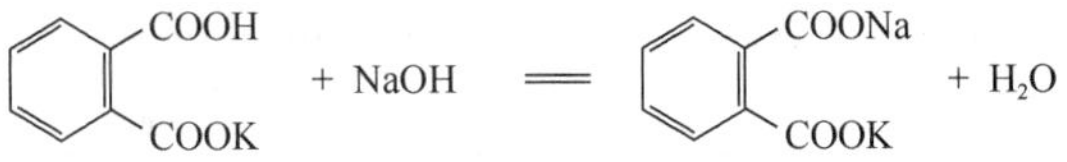

NaOH 浓度的计算如下：

$$c_{NaOH}=\frac{m_{C_8H_5O_4K}}{M_{C_8H_5O_4K}\cdot V_{NaOH}} \tag{2-11}$$

NaOH 也可以用标准溶液 HCl 来标定其浓度。

2. 混合碱含量的测定原理 工业混合碱通常是 Na_2CO_3 与 NaOH 或 Na_2CO_3 与 $NaHCO_3$ 的混合物常用双指示剂法进行测定。

若混合碱是 NaOH 与 Na_2CO_3 的混合物，先以酚酞作指示剂，用 HCl 滴定液滴定至溶液刚好褪色(或略带粉红色)，这是第一计量点。此时 NaOH 完全被中和；而 Na_2CO_3 被中和至 $NaHCO_3$(只中和了一半)，其反应分别为：

$$NaOH + HCl = NaCl + H_2O$$

$$Na_2CO_3 + HCl = NaHCO_3 + NaCl$$

设第一计量点用去滴定液 V_1mL，继续以甲基橙作指示剂，用 HCl 滴定液滴定至溶液显橙色，这是第二计量点。反应为：$NaHCO_3 + HCl = NaCl + H_2O + CO_2$。设第二计量点又用去滴定液 V_2 mL，可知在 Na_2CO_3 与 NaOH 共存情况下用双指示剂滴定时，$V_1>V_2$，且 Na_2CO_3 消耗滴定液的体积为 $2V_2$，NaOH 消耗滴定液的体积为(V_1-V_2)。根据滴定液的浓度和所消耗的体积，便可算出混合碱中 Na_2CO_3 与 NaOH 的百分含量，其计算如下：

$$\omega_{Na_2CO_3}=\frac{c_{HCl}\times V_2\times M_{Na_2CO_3}}{m_s} \tag{2-12}$$

$$\omega_{NaOH}=\frac{c_{HCl}\times (V_1-V_2)\times M_{NaOH}}{m_s} \tag{2-13}$$

试样若为 Na_2CO_3 与 $NaHCO_3$ 的混合物。此时 $V_1<V_2$，V_1 仅为 Na_2CO_3 转化为 $NaHCO_3$ 所需 HCl 溶液的用量，滴定试样中 $NaHCO_3$ 所需 HCl 溶液的用量为 V_2-V_1。然后再加入甲基橙指示剂，并继续滴定至甲基橙变为橙色，这时溶液中的 $NaHCO_3$ 完全反应。混合碱试样中 Na_2CO_3 与 $NaHCO_3$ 的含量计算如下：

$$\omega_{Na_2CO_3}=\frac{c_{HCl}\times V_1\times M_{Na_2CO_3}}{m_s} \tag{2-14}$$

$$\omega_{NaHCO_3}=\frac{c_{HCl}\times (V_2-V_1)\times M_{NaHCO_3}}{m_s} \tag{2-15}$$

【仪器材料与试剂药品】

1. 仪器材料 电子天平(精度为 0.1mg) 1 台，50mL 酸式滴定管 1 个，25mL 移液管 1 个，250mL 锥形瓶 1 个，500mL 试剂瓶 1 个，量筒(10 mL、50mL、500 mL)各 1 个，250mL 烧杯 1

个，滴定管夹，滴定台，洗瓶，洗耳球。

2. 试剂药品 浓盐酸，甲基橙指示剂(0.5 g · L^{-1})，酚酞溶液(2 g · L^{-1} 乙醇溶液)，NaOH 与 Na_2CO_3 的混合溶液(8g · L^{-1})。

【实验步骤】

1. 盐酸标准溶液的配制与标定

(1) 0.1mol · L^{-1} HCl 溶液的配制：量取 4.2mL 浓盐酸(质量分数为 37%，密度 1.19g · mL^{-1})，倒入盛有 20mL 蒸馏水的烧杯中，将其共同倒入 500 mL 量筒中，用蒸馏水洗涤烧杯 2～3 次，洗液也倒入量筒，加蒸馏水至 500mL，转入试剂瓶中，盖好，摇匀。

(2) HCl 溶液浓度的标定：电子天平准确称取 0.11～0.13g 无水 Na_2CO_3 3 份，分别置于 250mL 锥形瓶中，向锥形瓶中加入 25mL 蒸馏水溶解，再加 1～2 滴甲基橙指示剂。用 0.1 mol/L HCl 溶液滴定至溶液由黄色变为橙色，记录所消耗的 HCl 的体积，计算所配制的 HCl 溶液的准确浓度。

2. 混合碱含量的测定 精密吸取 25mL 碱混合溶液 3 份于 3 个 250mL 锥形瓶中，加纯化水 25mL，酚酞指示剂 3 滴，用盐酸滴定液(0.1mol · L^{-1})滴定至溶液由红色变为无色，记下所需消耗 HCl 滴定液的体积(V_1)，然后加入甲基橙指示剂 2 滴，继续滴至溶液由黄色变成橙色。记下第二次滴定所消耗 HCl 溶液的体积(V_2)，平行操作 3 次，求出平均值。要求相对平均偏差 $RD \leq 0.3\%$。将测定结果填入表 2-6 中。

表 2-6 混合碱的测定

	1	2	3
第一化学计量点需要 HCl 体积 V_1(mL)			
第二化学计量点需要 HCl 体积 V_2(mL)			
ω_{Na2CO_3}(%)			
ω_{Na2CO_3}平均值(%)			
ω_{NaOH}(%)			
ω_{NaOH}平均值(%)			
RD(%)			

【注意事项】

(1) 滴定管使用要规范，到达滴定终点前半滴加入方法。

(2) 碱系 NaOH 和 Na_2CO_3 组成时，酚酞指示剂可适当多加几滴，否则常因滴定不完全使 NaOH 的测定结果偏低，Na_2CO_3 的测定结果偏高。

(3) 溶液中 HCl 局部过浓，会引起 CO_2 的损失，带来很大误差，即在达到第一计量点之前，不应有 CO_2 的损失。因此滴定时溶液应冷却(最好将锥形瓶置于冰水中冷却)，加酸时宜慢些，不断振摇锥形瓶，但滴定也不能太慢，以尽量减少溶液吸收空气中 CO_2。

(4) 体积读数要读至小数点后两位。

【思考题】

(1) 用双指示剂法测定混合碱组成的原理是什么？

(2) 滴定混合碱时，若 $V_1 < V_2$ 时，试样组成如何？

(3) 为什么滴定管、移液管必须用待盛装溶液润洗，而锥形瓶则不准用所装溶液润洗？

实验九 NaOH 滴定法测定阿司匹林的含量

【实验目的与要求】

(1)掌握阿司匹林含量测定的方法及计算过程;

(2)熟悉 NaOH 标准溶液的配制和标定;

(3)了解阿司匹林分子结构。

【实验指导】

1. NaOH 浓度的标定原理 NaOH 有很强的吸水性和吸收空气中的 CO_2,因而,市售 NaOH 中常含有 Na_2CO_3。由于碳酸钠的存在,对指示剂的使用影响较大,应设法除去。除去 Na_2CO_3 最通常的方法是将 NaOH 先配成饱和溶液(约 52%,W/W),Na_2CO_3 在饱和 NaOH 溶液中几乎不溶解,会慢慢沉淀出来,因此,可用饱和氢氧化钠溶液,配制不含 Na_2CO_3 的 NaOH 溶液,待 Na_2CO_3 沉淀后,可吸取一定量的上清液,稀释至所需浓度即可。此外,用来配制 NaOH 溶液的蒸馏水,也应加热煮沸放冷,除去其中的 CO_2。标定碱溶液的基准物质很多,常用的有草酸($H_2C_2O_4 \cdot 2H_2O$)、苯甲酸(C_6H_5COOH)和邻苯二甲酸氢钾($C_6H_4COOHCOOK$)等。本实验用的是邻苯二甲酸氢钾作为基准物质,标定 NaOH 的准确浓度,其反应如下:

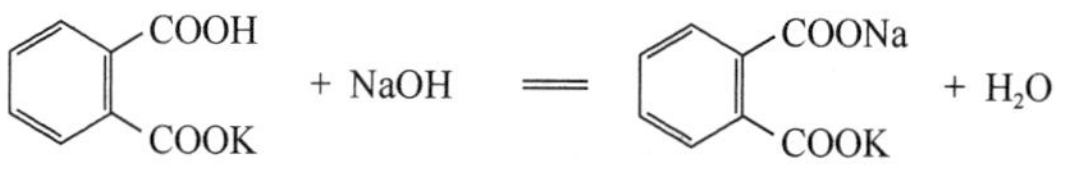

化学计量点时,由于生成的是强碱弱酸盐,所以水解呈微碱性,应选用酚酞为指示剂。根据已知的邻苯二甲酸氢钾的质量和滴定时所用 NaOH 溶液的准确体积,即可求出 NaOH 的准确浓度,其计算如下:

$$c_{NaOH}=\frac{m_{C_8H_5O_4K}}{M_{C_8H_5O_4K}\cdot V_{NaOH}} \tag{2-16}$$

2. 阿司匹林含量测定原理 阿司匹林(乙酰水杨酸)属芳酸脂类药物,分子结构中含有羧基,在水溶液中可解离出 H^+ 离子($pKa=3.49$),且满足:$cKa \geqslant 10^{-8}$,故可用标准碱溶液直接滴定,以酚酞为指示剂,用 NaOH 标准溶液直接滴定阿司匹林(10℃以下),其反应如下:

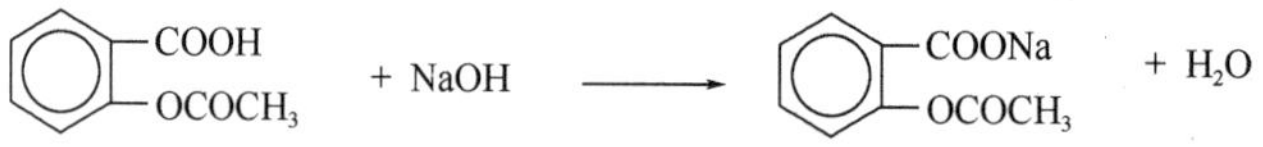

对于阿司匹林成品药,由于制药过程中加入了很多酸性辅料,故滴定时采用返滴定法。本实验采用返滴定法,首先用酚酞作指示剂,用 NaOH 标准溶液滴定阿司匹林溶液由无色变为粉红色,这样 NaOH 可以中和制药过程中加入的酸性辅料,同时阿司匹林发生中和反应。再向滴定后的溶液中加入定量且过量的 NaOH 溶液,加热使其水解。最后用 H_2SO_4 标准溶液滴定反应后剩余的 NaOH。发生的反应如下:

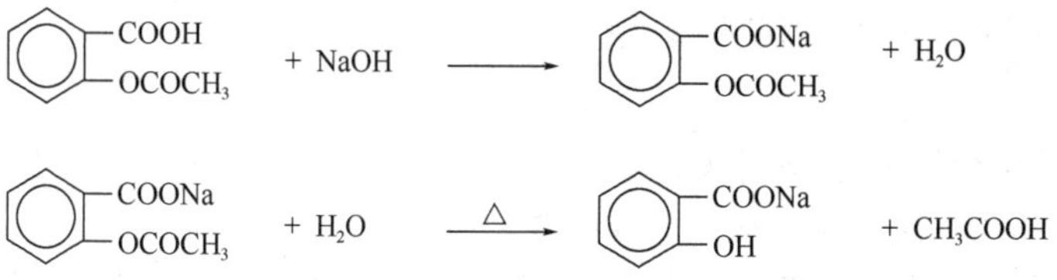

$$CH_3COOH+NaOH \longrightarrow CH_3COONa+H_2O$$

$$H_2SO_4 + NaOH = Na_2SO_4 + H_2O$$

阿司匹林的含量计算如下：

$$w_{阿司匹林}(\%) = (c_{NaOH} \times 40 \times 10^{-3} - 2c_{H_2SO_4} \times V_{H_2SO_4}) \times 180.16 \tag{2-17}$$

【仪器材料与试剂药品】

1. 仪器材料　电子天平(精度 0.1mg) 1 台，台秤，50mL 碱式滴定管 1 个，50mL 量筒 1 个，100mL 容量瓶 1 个，5mL 吸量管 1 个，10mL 移液管 1 个，250mL 锥形瓶 1 个，500mL 试剂瓶 1 个，水浴锅，聚乙烯塑料瓶，研钵，玻璃棒。

2. 试剂药品　阿司匹林药片(规格 300mg)，NaOH 固体(A.R)，邻苯二甲酸氢钾(基准物质)，H_2SO_4(0.1mol · L^{-1})标准溶液，酚酞指示剂，中性乙醇(取适量的乙醇，加酚酞指示剂 2～3 滴，用 0.2 mol · L^{-1} NaOH 溶液滴定至微红色，即得)，蒸馏水。

【实验内容】

1. 0.1mol · L^{-1} NaOH 标准溶液浓度标定

(1) 0.1mol · L^{-1} NaOH 溶液配制：用小烧杯在台秤上称取 60g 固体 NaOH，加 50mL 水，振摇使之溶解成饱和溶液，冷却后注入聚乙烯塑料瓶中，密闭，放置数日，澄清后备用。待 Na_2CO_3 沉淀后，准确吸取上述溶液的上层清液 2.8mL 到 500mL 无二氧化碳的蒸馏水的试剂瓶中，摇匀，贴上标签。

(2) 0.1mol · L^{-1} NaOH 标准溶液的标定：精密称量在 105～110℃干燥至恒重的基准物质邻苯二甲酸氢钾 0.5～0.7g 3 份，分别置于 250mL 锥形瓶中，加无 CO_2 的蒸馏水 50mL 使其溶解，加 2 滴酚酞指示剂，用配制好的 NaOH 溶液滴定，至溶液由无色变为粉红色即为滴定终点，记下消耗 NaOH 溶液的体积，计算 NaOH 溶液的浓度。

2. 阿司匹林含量测定　取阿司匹林 10 片，研细，用中性乙醇 70mL 分数次加入研钵中，向一个方向研磨，并移入 100mL 容量瓶中，充分振摇，少量多次原则洗涤研钵，并将洗液合并于 100mL 容量瓶中，加水稀释至刻度，摇匀。过滤，移液管移取滤液 10mL，置于锥形瓶中，加中性乙醇 20mL，振摇，使阿司匹林溶解，加 2 滴酚酞指示剂，用 0.1mol/L NaOH 滴定液滴定至溶液呈粉红色。再向 NaOH 中和后的溶液中，用碱式滴定管加入 40mL NaOH(0.1mol/L)滴定液。置于水浴锅(100℃)中加热 15 分钟，迅速冷却至室温。用 H_2SO_4(0.1mol/L)滴定液滴定至溶液由粉红至接近无色，记录消耗 H_2SO_4 滴定液的体积，计算阿司匹林的含量。

【注意事项】

(1) 阿司匹林在水中微溶，在乙醇中易溶，故选用乙醇作溶剂。

(2) 直接取固体 NaOH 配制标准溶液时，因其中含有 Na_2CO_3，所以标定和测定时所用的指示剂应相同，否则将产生较大的误差。

(3) 实验中尽量少用水，滴定时注意振摇防止局部过浓。

【思考题】

(1) 为什么不能直接配制准确浓度的 NaOH 溶液？

(2) 配制标准碱溶液时，用台秤称取 NaOH 是否会影响溶液浓度的准确度？能否用纸称量固体 NaOH？为什么？

(3) 测定成品药阿司匹林含量时，为什么选择返滴定法，而不是直接滴定法测量？

实验十　$KMnO_4$法测定双氧水中H_2O_2含量

【实验目的与要求】

(1) 掌握用$KMnO_4$法测定双氧水中H_2O_2含量的原理和方法；

(2) 熟悉用$Na_2C_2O_4$标定$KMnO_4$浓度的方法、原理和条件；

(3) 了解自身指示剂指示终点的原理。

【实验指导】

1. $KMnO_4$标准溶液浓度的标定原理　市售的$KMnO_4$试剂中常含有少量的MnO_2和其他杂质，蒸馏水中常含有微量还原性的物质，他们可与MnO_4^-反应而析出$MnO(OH)_2$沉淀，这些生成物以及光、热、酸、碱等外界条件的改变均会促进$KMnO_4$的分解，因此$KMnO_4$标准溶液不能直接配制。

标定$KMnO_4$标准溶液的基准物质较多，其中最常用的是$Na_2C_2O_4$基准物质，$Na_2C_2O_4$晶体性质稳定，标定时发生的反应为：

$$2MnO_4^- + 5C_2O_4^{2-} + 16H^+ \xlongequal{} 2Mn^{2+} + 10CO_2\uparrow + 8H_2O$$

为使滴定反应正常进行，溶液应保持足够的酸度，一般开始滴定时溶液的酸度要保持在0.5 mol/L～1mol/L，酸度不足时易生成MnO_2沉淀，而酸度过高时，又会促使$H_2C_2O_4$分解。在室温下，该反应的反应速率比较慢，一般将溶液预热至75～85℃进行滴定。$KMnO_4$滴定液本身显紫红色，当溶液中MnO_4^-的浓度约为$2\times10^{-6}mol\cdot L^{-1}$时，人眼即可观察到明显的粉红色。故用$KMnO_4$作滴定剂时，一般不加指示剂，而利用稍过量的$MnO_4^-$的浅红色的出现指示终点的到达。

开始滴定时加入的$KMnO_4$褪色慢，但随着反应的进行，产物中有Mn^{2+}生成后，Mn^{2+}对反应有催化作用，反应速度加快。所以刚开始滴定时应逐滴加入，当发现滴入的高锰酸钾退色较快后方可加快滴定速度，否则加入的$KMnO_4$溶液来不及与$C_2O_4^{2-}$反应，就在热的酸性溶液中分解，导致结果偏低。$KMnO_4$在酸性溶液中分解反应为：

$$4KMnO_4 + 6H_2SO_4 \xlongequal{} 4MnSO_4 + 2K_2SO_4 + 6H_2O + 5O_2\uparrow$$

$KMnO_4$溶液浓度的计算如下：

$$c_{KMnO_4} = \frac{2\times m_{Na_2C_2O_4}}{5\times M_{Na_2C_2O_4}\times V_{KMnO_4}} \tag{2-18}$$

2. $KMnO_4$法测定双氧水中H_2O_2含量原理　H_2O_2的水溶液俗称双氧水，双氧水是医药上常用的消毒剂，具有杀菌、消毒，漂白等作用。H_2O_2分子中有过氧键—O—O—，在酸性溶液中它是一个强氧化剂，但遇强氧化剂(如 $KMnO_4$)时又表现为还原性。因此，在酸性溶液中可用$KMnO_4$标准溶液直接滴定，即高锰酸钾做氧化剂，H_2O_2做还原剂，反应方程式为：

$$2MnO_4^- + 5H_2O_2 + 6H^+ \xlongequal{} 2Mn^{2+} + 8H_2O + 5O_2\uparrow$$

H_2O_2贮存时会自行分解为水和氧，其稳定性随溶液的稀释而增加。市售双氧水有两种规格：一种双氧水含H_2O_2约30%，一种双氧水含H_2O_2约3%。对于含H_2O_2约30%溶液，稀释后方可测定。

双氧水含量的测定中是以高锰酸钾做为滴定剂，该反应速度较慢，但生成Mn^{2+}后对反应有催化作用，反应速度加快。所以开始滴定时，滴入一滴$KMnO_4$颜色褪去后方可滴加第二滴，在Mn^{2+}催化下可以加快滴定速度。滴定至溶液出现微红色，且在30s内不褪色，即为滴定终点。H_2O_2的质量浓度的计算如下：

$$\rho_{H_2O_2}=\frac{5\times c_{KMnO_4}\times V_{KMnO_4}\times M_{H_2O_2}}{2\times V_{试样}} \tag{2-19}$$

【仪器材料与试剂药品】

1. 仪器材料　电子天平(精度为 0.1mg)，台秤，50mL 棕色酸式滴定管 1 个，500mL 棕色试剂瓶 1 个，250mL 锥形瓶 3 个，500mL 烧杯 1 个，100mL 容量瓶 1 个，50mL 具塞三角烧瓶 1 个，10mL 移液管 1 个，1mL 吸量管 1 个，量筒(1mL、100mL)各 1 个，玻璃砂芯漏斗，水浴锅，温度计，洗瓶，滴定台，洗耳球。

2. 试剂药品　$Na_2C_2O_4$(基准试剂)，固体 $KMnO_4$，H_2SO_4(1 mol · L^{-1}、3 mol · L^{-1})溶液。H_2O_2(30%，3%)。

【实验步骤】

1. $KMnO_4$ 标准溶液的标定

(1) 0.02 mol · L^{-1} $KMnO_4$ 标准溶液的配制：称取 1.4g $KMnO_4$，溶于 400mL 新煮沸放冷的蒸馏水中，置棕色玻璃瓶，摇匀，暗处放置 7～14 天，用玻璃砂芯漏斗过滤，滤液存于另一棕色玻璃瓶中。

(2) 0.02 mol · L^{-1} $KMnO_4$ 标准溶液的标定：精密称取于 105℃干燥至恒重的基准物质 0.15～0.18 g $Na_2C_2O_4$ 3 份，置锥形瓶中，加入新鲜蒸馏水 50mL 加热使溶解，加入 3mol/L H_2SO_4 5mL，摇匀，水浴加热至约 75℃，缓慢加入数滴 $KMnO_4$ 标准溶液，并充分振摇，待紫红色褪去后，可加快滴定速度，接近终点时要慢滴，至溶液显粉红色并保持 30s 不褪即为终点。当滴定终了时，溶液温度不低于 55℃。平行测定 3 次，取平均值。要求相对平均偏差 RD≤0.3%。将测定结果填入表 2-7 中。

表 2-7　$KMnO_4$ 溶液的标定

	1	2	3
$m_{Na_2C_2O_4}$(g)			
V_{KMnO_4}(mL)			
c_{KMnO_4}(mol / L)			
$c_{KMnO_4平均值}$(mol / L)			
RD(%)			

2. H_2O_2 溶液含量的测定

(1) 30% H_2O_2 溶液含量的测定：准确量取 H_2O_2 样品溶液 1.00 mL，置于储有 5mL 蒸馏水并已精密称定重量的具塞三角烧瓶中，精密称定，定量转移至 100 mL 容量瓶中，加水稀释至刻度，摇匀。精密吸取 10 mL 3 份，置 3 个 250 锥形瓶中，各加 H_2SO_4(1mol · L^{-1})溶液 20 mL，用 $KMnO_4$ 滴定液(0.02mol · L^{-1})滴定至溶液显微红色并保持 30s 不褪色，即为终点。记录所消耗 $KMnO_4$ 滴定液的体积。平行测定 3 次取平均值。要求相对平均偏差 RD≤0.3%。

(2) 3% H_2O_2 溶液含量的测定：精密量取 H_2O_2 样品溶液 1.00 mL 3 份，置 3 个贮有纯化水 20mL 的锥形瓶中，各加 H_2SO_4(1mol · L^{-1})溶液 20 mL，用 $KMnO_4$ 滴定液(0.02mol · L^{-1})滴定至溶液显微红色并保持 30s 不褪色，即为终点。记录所消耗 $KMnO_4$ 滴定液的体积。平行测定 3 次，取平均值。要求相对平均偏差 RD≤0.3%。

【注意事项】

(1) H_2O_2 溶液有很强的腐蚀性，防止溅到皮肤和衣物上；滴定 H_2O_2 时不需要加热，因过氧化氢易分解。

(2) $KMnO_4$ 在酸性溶液中是强氧化剂，会与空气中的还原性物质或还原性的灰尘或光照等作用下逐渐褪色，所以终点出现浅红色 30s 不褪色即可视为滴定终点到达。

(3) $KMnO_4$ 溶液受热或受光照将发生分解，分解产物 MnO_2 会加速此分解反应。因此配好的溶液应贮存于棕色瓶中。并置于冷暗处保存。

(4) 严格控制滴定速度，开始反应慢，第一滴红色消失后加第二滴，此后在 Mn^{2+}催化下可以快滴，但仍是逐滴加入，当接近滴定终点时要慢滴。

(5) 滴定完成时，溶液温度应不低于 55℃，否则反应速度慢而影响滴定终点的观察与准确性。操作中不要直火加热或使溶液温度过高，以免 $H_2C_2O_4$ 分解。

(6) $KMnO_4$ 在酸性介质中是强氧化剂，滴定到达终点的粉红色溶液在空气中放置时，由于和空气中的还原性气体和灰尘作用而逐渐褪色。

【思考题】

(1) 滴定终点时，消耗的 $KMnO_4$ 溶液的体积读数时，读液面最高点还是凹液面，为什么？

(2) $KMnO_4$ 法测定 H_2O_2 的含量时，能否在加热条件下滴定？

(3) $KMnO_4$ 标准溶液为什么不能直接配制？配制时应注意哪些问题？

(4) 用草酸钠基准物质标定 $KMnO_4$ 溶液时，应注意哪些反应条件？

实验十一　碘量法测定维生素 C 的含量

【实验目的与要求】

(1) 掌握维生素 C 的含量测定原理和方法；

(2) 熟悉碘标准溶液的配制和保存方法；

(3) 了解淀粉作指示剂判断滴定终点。

【实验指导】

1. I_2 标准溶液浓度的标定原理　I_2 在水中的溶解度很小（25℃时为 $1.8\times10^{-3}mol\cdot L^{-1}$），而且容易挥发，所以通常都利用 I_2 与 I^-生成 I_3^- 配离子，由于 I_3^- 配离子的形成，使 I_2 的溶解度大大提高，挥发性大为降低，而电位值却无显著变化。配制碘标准溶液时都要加入过量 KI，先配成接近所需浓度的溶液，以淀粉为指示剂，再用 $Na_2S_2O_3$ 标准溶液标定 I_2 的浓度。淀粉溶液在有 I^- 存在时能与 I_2 分子形络合物。这种络合物能够比较均匀地吸收除了蓝光以外的其他可见光（波长范围为 400～760 nm），从而使溶液呈蓝色，反应完全时，溶液中 I_2 全部与 $Na_2S_2O_3$ 作用，则蓝色消失。滴定开始前溶液中有大量的 I_2，如果过早加入淀粉溶液，I_2 会被淀粉吸附的过牢，导致化学计量点后仍有少量 I_2 与淀粉结合，使滴定产生误差，因此必须在滴定至接近终点时再加入淀粉。用 $Na_2S_2O_3$ 标准溶液标定 I_2 标准溶液反应如下：

$$I_2 + 2Na_2S_2O_3 \xlongequal{\quad} 2NaI + Na_2S_4O_6$$

I_2 溶液浓度计算如下：

$$C_{I_2} = \frac{C_{Na_2S_2O_3}V_{Na_2S_2O_3}}{2\times V_{I_2}} \tag{2-20}$$

$Na_2S_2O_3$ 与 I_2 的反应只能在中性或弱酸性溶液中进行，因为在碱性溶液中会发生的副反应：$Na_2S_2O_3 + 4I_2 + 10NaOH = 2Na_2SO_4 + 8NaI + 5H_2O$。在强酸性溶液中，$Na_2S_2O_3$ 会分解：$S_2O_3^{2-} + 2H^+ = S\downarrow + SO_2\uparrow + H_2O$，析出的硫使溶液浑浊，但若酸度不太大，滴定中充分振摇，避免局部过

浓，则不被分解。

在配制 $Na_2S_2O_3$ 时加入了少量 Na_2CO_3 作稳定剂，所以在配制 I_2 标准溶液时，还要加入少许盐酸，这样在滴定时可以中和 $Na_2S_2O_3$ 中的 Na_2CO_3，保证该反应不致在碱性环境中进行。另外加入少量盐酸是为了消除碘化钾中可能存在的少量 KIO_3，以免 KIO_3 对测定有影响。因为 KIO_3 与 KI 作用在酸性介质中生成 I_2。

2. 维生素 C 含量的测定原理　维生素 C（$C_6H_8O_6$）又称坏血酸，是高等灵长类动物与其他少数生物的必需营养素，是一种抗氧化剂，能保护身体免于自由基的威胁，同时也是一种辅酶，人体缺乏维生素 C 会造成坏血病。维生素 C 分子中的烯二醇基具有较强的还原性，能被定量氧化成二酮基，所以可用直接碘量法测定其含量，其反应如下：

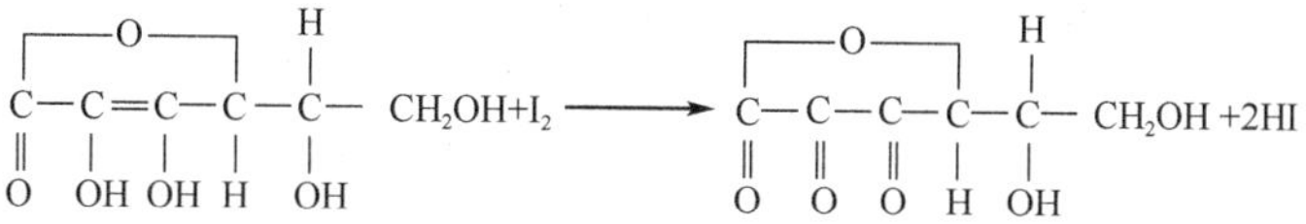

此反应进行的很完全，不必加碱即可使反应向右进行。相反，由于维生素 C 的还原性相当强，易被空气氧化，特别是在碱性溶液中更易被氧化，所以加稀 HAc 使它保持在酸性溶液中，以减少副反应。维生素 C 的含量计算如下：

$$VC\% = \frac{(C_{I_2}V_{I_2})M_{VC}}{W_{样品}} \tag{2-21}$$

【仪器材料与试剂药品】

1. 仪器材料　电子天平（精度为 0.1mg），台秤，1L 容量瓶 1 个，50mL 棕色酸式滴定管 1 个，50mL 碱式滴定管 1 个，漏斗 1 个，移液管（10mL、25mL）各一个，1L 棕色试剂瓶 1 个，量筒（10mL、50mL）各 1 个，250mL 锥形瓶 1 个。

2. 试剂药品　维生素 C（药片），碘（固体），$Na_2S_2O_3$ 标准溶液（$0.1mol \cdot L^{-1}$），Na_2CO_3 固体（A.R），稀 HAc（$2mol \cdot L^{-1}$），淀粉指示剂（0.5%）。

【实验步骤】

1. 0.05mol/L I_2 标准溶液浓度的标定

（1）I_2 标准溶液（$0.05mol \cdot L^{-1}$）的配制：称取 13g 碘及 36g 碘化钾，溶于少量水中，然后移入 1L 棕色试剂瓶中，加水稀释至 1L，摇匀。

（2）I_2 标准溶液（$0.05mol \cdot L^{-1}$）的标定：准确量取 I_2 溶液（$0.05mol \cdot L^{-1}$）20.00mL，于 250mL 锥形瓶中，加蒸馏水 25mL，再加入 1∶2 HCl 溶液 2mL，用 $0.1mol \cdot L^{-1}$ $Na_2S_2O_3$ 标准溶液滴定，接近终点时，加淀粉指示剂 1mL，继续滴定至蓝色刚好消失为止。记录消耗 $Na_2S_2O_3$ 体积。平行测定三次，取平均值。要求相对平均偏差 $RD \leqslant 0.3\%$。

2. 维生素 C 含量的测定　取 20 片维生素 C，精密称定，研细，精密称取适量（约相当于维生素 C 0. 2g）3 份，置 100mL 容量瓶中，加新沸过的冷蒸馏水 100mL 与稀醋酸 10mL 的混合液适量，振摇使维生素 C 溶解并稀释至刻度，摇匀，迅速滤过，精密量取续滤液 50mL，加淀粉指示液 lmL，立即用碘标准溶液（$0.05mol \cdot L^{-1}$）滴定，至溶液显蓝色并持续 30 秒钟不褪色。分别记录消耗 I_2 滴定液的体积，计算维生素 C 的含量。取三次测量的平均值，要求相对平均偏差 $RD \leqslant 0.3\%$。

【注意事项】

（1）溶解维生素 C 用的蒸馏水，必须先加入 HAc 后，再加入维生素 C 中，防止维生素 C 被氧化。

（2）用 $Na_2S_2O_3$ 标准溶液标定 I_2 的浓度时，滴定至接近终点时再加入淀粉指示剂，减小滴定误差。

【思考题】

(1) $Na_2S_2O_3$ 滴定液应盛在什么滴定管中？为什么？

(2) 维生素 C 本身就是一个酸，为什么测定时还要加酸？

(3) I_2 标准溶液为什么不能直接配制？

实验十二　EDTA 滴定法测定水的硬度

【实验目的与要求】

(1) 掌握 EDTA 滴定法测定水的硬度的原理及方法；

(2) 熟悉 EDTA 滴定液的配制和标定方法；

(3) 了解水硬度的计算。

【实验指导】

1. EDTA 滴定液的配制和标定原理　EDTA 是乙二胺四乙酸(常用 H_4Y 表示)的英文名缩写。是白色结晶或结晶性粉末，室温下其溶解度为 $111g \cdot L^{-1}$(约 $0.3mol \cdot L^{-1}$)它难溶于水，通常使用其二钠盐 $EDTA \cdot 2Na \cdot 2H_2O$ 配制标准溶液。配制 EDTA 标准溶液时，一般是用分析纯的 $EDTA \cdot 2Na \cdot 2H_2O$ 配制成近似浓度的溶液，然后以 ZnO 为基准物质，在 pH≈10 的条件下，以铬黑 T 为指示剂标定其浓度。到达滴定终点时溶液由紫红色变为纯蓝色。滴定过程中的反应为：

滴定前：
$$Zn^{2+} + \underset{\text{纯蓝色}}{HIn^{2-}} = \underset{\text{紫红色}}{ZnIn^-} + H^+$$

终点前：
$$Zn^{2+} + H_2Y^{2-} = ZnY^{2-} + 2H^+$$

终点时：
$$\underset{\text{紫红色}}{ZnIn^-} + H_2Y^{2-} = ZnY^{2-} + \underset{\text{纯蓝色}}{HIn^{2-}} + H^+$$

2. EDTA 滴定法测定水的硬度　水的硬度是指溶解在水中的钙盐与镁盐含量的多少。水中 Ca^{2+}、Mg^{2+} 的多少用硬度的高低来表示。水的硬度有多种表示方法，较常用的为德国度表示方法，是将所测得的钙、镁折算成 CaO 的质量，以 1 升水中含有 10mg CaO 为 1 度，即 1 度=$10mg \cdot L^{-1}$ CaO 单位为 $mg \cdot L^{-1}$。一般来说 8 度以下为软水，8 度～16 度为中等硬水，16 度～30 度为硬水，30 度以上为极硬水。不论生活用水还是生产用水，对硬度指标都有一定的要求。如〈生活饮用水卫生标准〉中规定，生活饮用水的总硬度以 CaO 计，应不超过 $250mg \cdot L^{-1}$。

本实验中水的硬度测定以铬黑 T 为指示剂，在 pH=10 的条件下，用 EDTA 标准溶液进行滴定，滴定过程为：

滴定前：
$$Mg^{2+} + \underset{\text{纯蓝色}}{HIn^{2-}} = \underset{\text{酒红色}}{MgIn^-} + H^+$$

终点前
$$Ca^{2+} + H_2Y^{2-} = CaY^{2-} + 2H^+$$
$$Mg^{2+} + H_2Y^{2-} = MgY^{2-} + 2H^+$$

终点时
$$\underset{\text{酒红色}}{MgIn^-} + H_2Y^{2-} = MgY^{2-} + \underset{\text{纯蓝色}}{HIn^{2-}} + H^+$$

水的硬度除了用 CaO 表示外，也可以每升水中所含的钙、镁换算成 $CaCO_3$ 的毫克数表示。本实验中水的硬度采用德国硬度表示。

【仪器材料与试剂药品】

1. 仪器材料　台秤，电子天平(精度为 0.1mg)，50mL 酸式滴定管 1 个，250mL 容量瓶 1

个，500mL 烧杯 1 个，500mL 量杯 1 个，量筒（10mL、50mL）各一个，25mL 移液管 1 个，250mL 锥形瓶 1 个，500mL 硬质玻璃试剂瓶 1 个，高温电炉。

2. 试剂药品　乙二胺四乙酸二钠盐（$EDTA \cdot 2Na \cdot 2H_2O$，A.R），ZnO（基准试剂），HCl 溶液（1∶1），氨试液（1∶1），$NH_3 \cdot H_2O\text{-}NH_4Cl$ 缓冲液（pH＝10），甲基红指示剂，铬黑 T 指示剂。

【实验步骤】

1. EDTA 滴定液的配制和标定

（1）EDTA 滴定液（$0.05mol \cdot L^{-1}$）的配制：取 $EDTA \cdot 2Na \cdot 2H_2O$ 7.5g，置 500mL 烧杯中，加纯化水约 200mL，搅拌使溶解，稀释至 400mL，摇匀，移入硬质玻璃试剂瓶中。

（2）EDTA 滴定液（$0.05mol \cdot L^{-1}$）的标定：精密称取 0.11～0.13g 在 800℃灼烧至恒重的基准物质 ZnO 3 份，置 3 个 250mL 锥形瓶中，各加 HCl 溶液 3mL 使溶解，加纯化水 25mL 和甲基红指示剂 1 滴，滴加氨试液至溶液呈微黄色。再加纯化水 25mL，$NH_3 \cdot H_2O\text{-}NH_4Cl$ 缓冲液（pH＝10）10mL 和铬黑 T 指示剂少许，用 EDTA 滴定液（$0.05mol \cdot L^{-1}$）滴定至溶液由紫红色转变为纯蓝色，即为终点。记录所消耗 EDTA 滴定液的体积，计算 EDTA 的浓度。结果填入表 2-8 中。

表 2-8　EDTA 滴定液（$0.05mol \cdot L^{-1}$）的标定

	1	2	3
m_{ZnO}(g)			
V_{EDTA}(mL)			
c_{EDTA}($mol \cdot L^{-1}$)			
c_{EDTA}浓度的平均值($mol \cdot L^{-1}$)			

2. 水的硬度测定

（1）EDTA 滴定液（$0.01mol \cdot L^{-1}$）的配制：精密量取 EDTA 滴定液（$0.05mol \cdot L^{-1}$）50mL，置于 250 mL 容量瓶中，加水稀释至刻度，摇匀。

（2）水的硬度测定：用移液管准确移取水样 100mL 5 份，分别置于 250mL 锥形瓶中，各加 5mL $NH_3 \cdot H_2O\text{-}NH_4Cl$ 缓冲液（pH＝10）和铬黑 T 指示剂少许，摇匀，用 EDTA 滴定液（$0.01mol \cdot L^{-1}$）滴定至溶液由酒红色变为纯蓝色，即为终点。记录所消耗 EDTA 滴定液的体积。求出钙镁离子总浓度 $c_{总}=c_{EDTA}\times V_{EDTA}\div V_{自来水}$，计算水的硬度=$c_{总}\times 56.08\times 1000\div 10$（度），求三次结果平均值。结果填入表格 2-9 中。

表 2-9　水的硬度测定

	1	2	3
$V_{自来水}$(mL)			
V_{EDTA}(mL)			
$c_{总}$(mol/L)			
$c_{总平均值}$(mol/L)			
水的硬度(度)			

【注意事项】

（1）实验的取样量仅适用于以 CaO 计算不大于 $280mg \cdot L^{-1}$ 的水样，若硬度大于 $280mg \cdot L^{-1}$（以 CaO 计），应适当减少取样量。

（2）贮存 EDTA 滴定剂应选用硬质玻璃瓶，如用聚乙烯瓶贮存更好，以免 EDTA 与玻璃中的金属离子作用。

(3) 市售 EDTA · 2Na · $2H_2O$ 有粉末状和结晶型两种，粉末状的较易溶解，结晶型的在水中溶解较慢，可加热使其溶解。

【思考题】

(1) 标定 EDTA 滴定剂时，已用氨试液将溶液调为碱性，为什么还要加 $NH_3 \cdot H_2O$-NH_4Cl 缓冲溶液？

(2) 配制 EDTA 滴定剂时，为什么不用乙二胺四乙酸而用其二钠盐？

(3) 水硬度测定实验过程中，锥形瓶没有干燥，对实验结果有无影响？为什么？

实验十三　荧光分光光度法测定维生素 B_2 含量

【实验目的与要求】

(1) 掌握荧光分光光度法测定 VB_2 含量的原理及方法；

(2) 熟悉荧光分光光度计的使用方法；

(3) 了解荧光产生的机理。

【实验指导】

1. 荧光分光光度法测定维生素 B_2 的基本原理　有些物质受到光照射时，除吸收某种波长的光外还会发射出比原来所吸收的波长更长的光，最常见的光致发光现象是荧光和磷光。能够发射荧光的物质同时具备两个条件：一是强的紫外-可见吸收，二是有一定的荧光效率。荧光物质分子都有两个特征光谱，即激发光光谱和发射光光谱。实验应首先选择合适的激发光波长，荧光物质的激发光谱是指改变激发光波长，在荧光最强的波长处测量荧光强度的变化，所获得的荧光强度对激发光波长所作的图。一般情况下，激发光谱就是荧光物质的吸收光谱，因此，只要查阅荧光物质的吸收光谱，或先将其在分光光度计上测绘吸收光谱，便可选择被测荧光物质合适的激发波长。

维生素 B_2(又称核黄素)结构式见图 2-24。维生素 B_2 在 430～440nm 蓝光照射下，发出绿色荧光，荧光峰值在 535nm 附近，维生素 B_2 的激发光谱和荧光光谱见图 2-25。维生素 B_2 在 pH=6～7 的溶液中荧光最强，而且荧光强度与维生素 B_2 呈线性关系。维生素 B_2 在碱性溶液中经光照射会发生分解，转化为另一种物质—光黄素，光黄素也是一个能发射荧光的物质，且荧光强度比维生素 B_2 的荧光强度强得多，所以维生素 B_2 是控制在酸性条件下且避光进行测定。本实验采用标准曲线法来测定维生素 B_2 的含量。

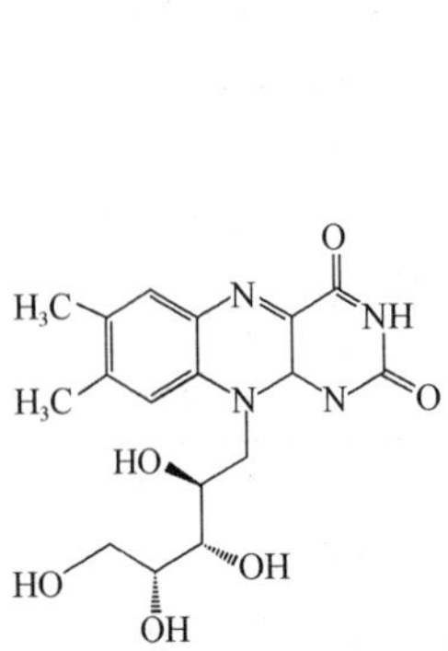

图 2-24　维生素 B_2 分子结构

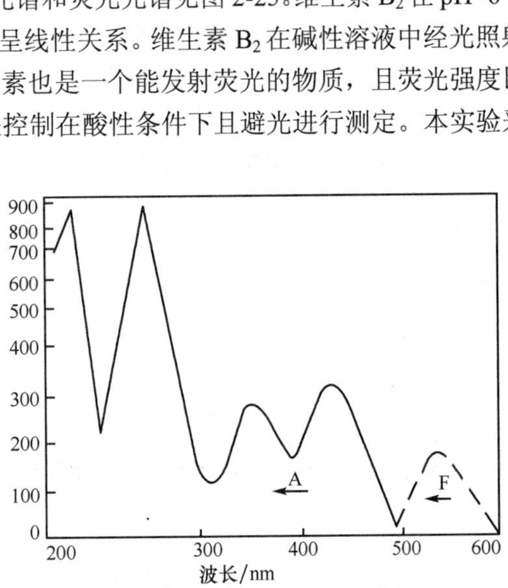

图 2-25　维生素 B_2 的激发光谱(A)和荧光光谱(F)

2. LS-45/55 荧光分光光度计

（1）LS-45/55 荧光分光光度计的基本组成　荧光分光光度计主要由光源、激发单色器、样品室、发射单色器和检测器五部分组成。

（2）荧光分光光度计（LS-45/55）标准操作规程

1）开机及联机：开机后预热 5～6min 后，双击电脑桌面 FL-LS45 图标→等待自检→EmApplication→LS-50B Status→仪器状态菜单，若出现“OFF LINE”，则表示仪器未与主机相连接。

2）荧光测定模式：点击状态菜单左上角处的“Source”→Luminescence Mode 项下选择“flour”→Ex Corr 项下选择“on”→点击右上角，使显示“1”→OK。

3）扫描：Application→Scan→Pre-Scan→Ecitation Range“300”To“600”→Em “521” →点击“开始”→找出最大激发波长→关闭界面。

Application→Scan→Pre-Scan→Emission Range“400”To“700”→EX “最大激发波长” →点击“开始”→找出最大发射波长→关闭界面。

4）用标准曲线法测定浓度：Application→Concentration→进入“Setup parameters”界面→Excitation wavelength“最大激发波长”→Emission wavelength“最大发射波长”→“References”→点击“new”→输入“标样的数量”→OK→Conc.输入“标准样品浓度值”→将空白溶液放入样品池→点击“Measure Background”→ 鼠标点击“S1”格中→将 1 号标样放入样品池→点击“Measure S1”→其余标样测定操作同 S1。

5）样品的测定：测定样品后→点击“开始”使其变红，选择“是”→点击“Sample”→点击“new”→点击“Make Sample set”→填“1” → 将空白溶液放入样品池→点击“Measure Background”→鼠标放至第一个格中→放入样品→点击“Measure 1”→等待测得值。

【仪器材料与试剂药品】

1. 仪器材料　电子天平（精度 0.1mg），LS-45/55 荧光分光光度计，容量瓶（50mL、100mL）各 1 个，10mL 棕色滴定管 1 个。

2. 试剂药品　维生素 B_2 标准溶液（$10.0\mu g \cdot mL^{-1}$）；维生素 B_2 药片（规格 25mg），1%醋酸。

【实验步骤】

1. 系列标准溶液配制　取五个 50mL 容量瓶，分别用滴定管滴入 1.00、2.00、3.00、4.00 及 5.00mL 维生素 B_2 标准溶液，用 1%的醋酸稀释至刻度，摇匀。

2. 样品溶液的配制　精密称定 10 片维生素 B_2 的总质量，研细后精密称取总质量的 1/10，即取平均片重，将其置于 100mL 容量瓶中，用 1%醋酸稀释并定容至刻度。

3. 寻找最大激发光波长和发射波长　任取一个标准溶液，先将最大发射波长确定为 535nm，从 200～600nm 扫描维生素 B_2 激发光光谱，确定最大激发光波长。再将激发光波长固定，从 300～700nm 扫描维生素 B_2 发射光谱，从而确定最大发射光波长。

4. 标准曲线的绘制　固定最佳的激发光和荧光的波长，再逐一测定系列标准溶液的荧光值，由荧光值为纵坐标，标准溶液的浓度为横坐标，绘制标准曲线。

5. 样品中维生素 B_2 含量的测定　测定样品的荧光值，在工作曲线上查出待测液的浓度。计算每片中含有的维生素 B_2 的含量。

【注意事项】

（1）本实验用的 10mL 滴定管，精度是 0.05mL，所以读到小数点后第三位。

（2）维生素 B_2 见光极易分解，应放在棕色试剂瓶中，置于阴凉处。

【思考题】

(1) 使用 LS-45 型荧光分光光度计应该注意哪些事项。

(2) 为什么测维生素 B_2 的荧光值时，要找最大激发光波长和发射光波长？

(3) 维生素 B_2 在 pH=6～7 的溶液中荧光最强，本实验为什么要在酸性溶液中测定？

实验十四　阿司匹林的红外光谱测定

【实验目的与要求】

(1) 红外光谱法鉴定物质结构的原理与方法；

(2) 熟悉红外分光光度计的使用方法。

【实验指导】

1. 红外光谱法基本原理　红外吸收光谱法是以连续波长的红外光为光源，照射样品引起分子振动能级之间跃迁，产生红外吸收光谱。通常将红外线划分为近红外区（波长在 0.76～1000μm，波数 13158～4000cm^{-1}）、中红外区（波长在 2.5～25μm，波数 4000～400cm^{-1}）和远红外区（波长在 25～1000μm，波数 400～10cm^{-1}），其中中红外区是研究分子振动能级跃迁最多、应用最广的区域。

红外光谱分析是研究分子振动和转动信息的分子光谱。当化合物受到红外光照射时，化合物中某个化学键的振动或转动频率与红外光频率相等时，就会吸收光能，并引起分子永久偶极矩的变化，产生分子振动和转动能级从基态到激发态的跃迁，使相应频率的透射光强度减弱。以百分透过率（T%）或吸光度（A）为纵坐标，波数（σ，单位 cm^{-1}）或波长（λ，单位 μm）为横坐标即可得到红外光谱。根据谱带的位置、峰形及强度，对待测样品进行分析，可用于化合物的结构分析和定量测定。在化合物分子中，具有相同化学键的原子基团，其基本振动频率吸收峰（简称基频峰）基本上出现在同一频率区域内。但同一类型原子基团，在不同化合物分子中所处的化学环境有所不同，使基频峰频率发生一定移动，因此，掌握各种原子基团基频峰的频率及其位移规律，就可应用红外吸收光谱来确定有机化合物分子中存在的原子基团，及其在分子结构中的相对位置。每个化合物有着彼此不相同的谱图，通过化合物的红外光谱可以鉴定化合物的结构。

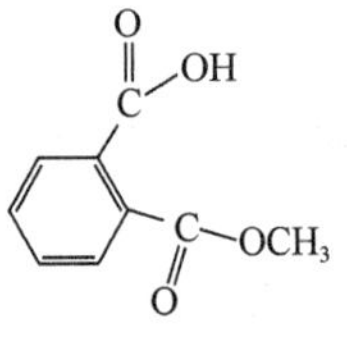

图 2-26　阿司匹林的结构式

2. 阿司匹林的红外光谱解析　由图 2-26 阿司匹林的结构式可以看到该物质中有两个羰基，其中羧酸中的羰基波数 1690cm^{-1} 附近、酯中羰基波数在 1750cm^{-1} 附近；化合物中还有羧基存在，所以在波数 3400～2500cm^{-1} 范围内有羧基中的O—H吸收峰，另外该化合物中有苯环存在，所以在波数 1650～1450 cm^{-1} 范围内有苯环的骨架振动吸收峰。

3. NICOLET380 型红外分光光度计

(1) NICOLET380 型红外分光光度计基本组成：ICOLET380 型红外分光光度计主要由光源、样品室、单色器、检测器、记录显示装置六部分组成。

(2) NICOLET380 型红外分光光度计操作规范。

1) 接通电源。

A. 稳压电源开关至 ON。

B. 主机电源开关至 ON。

C. 开启计算机主机开关。

2) 启动系统。

A. 打开计算机后，点击 EZ OMNIC 图标，出现 OMNIC 窗口。

B. 在窗口上选择实验参数项，根据需要选择和设定实验参数。

C. 在进行测定之前，整个系统要预热 30min，以保证光源进入稳定状态。

D. 待光源稳定之后，系统即可进入红外光谱的测定运行。

3) 光谱测定。

A. 采集背景的红外光谱图：打开样品室盖，将空白样品放入样品室的样品架上，用鼠标器点击背景采集。此时，显示屏上将显示背景的红外光谱图并自动记忆。

采集样品的红外光普图：打开样品室盖，取出空白样品，将经适当方法制备的样品放入样品室的样品架上，用鼠标器点击样品采集，此时显示屏上将显示样品的红外光谱图。

确认图谱后，对图谱进行保存和打印红外光谱。可根据需要对图谱进行分析和处理。

B. 测定下一样品的红外光谱，可重复 3.(2) 项以后的操作。

4) 关机。

A. 关闭红外光谱仪电源开关。将干燥剂放入样品室内。

B. 关闭计算机和打印机电源开关。关闭各部总电源。

【仪器材料与试剂药品】

1. 仪器材料　NICOLET380 型红外分光光度计，玛瑙研钵，压片器材。

2. 试剂药品　阿司匹林(分析纯)，溴化钾(光谱纯)。

【实验步骤】

1. 样品压片　称取约 1mg 干燥阿司匹林放到玛瑙钵中，再加入约 100mg 干燥的溴化钾，用玛瑙研钵棒研细直至二者完全混合均匀(至无闪光晶体出现)。将研磨好的样品加到压片专用模具中，压成透明均匀的薄片。

2. 样品红外光谱扫描　将压好片的阿司匹林放到红外光谱仪的样品扫描架上，在波数为 4000～400cm^{-1} 范围内，测定阿司匹林的红外光谱。

3. 判断峰的归属　在红外光谱仪自带的谱图库中进行检索，检出相关度较大的已知物的标准谱图，对样品的谱图进行解析，参考标准谱图得出鉴定结果。并对官能团作出归属。

【注意事项】

(1) 制得的晶片，必须无裂痕，局部无发白现象，要像玻璃般完全透明，否则应重新制作。晶片局部发白，表示压制的晶片厚薄不匀，晶片模糊表示晶体吸潮，水在光谱图 3450cm^{-1} 和 1640cm^{-1} 处出现吸收峰。二氧化碳在光谱图 2350cm^{-1} 和 667cm^{-1} 处出现吸收峰。

(2) 溴化钾极易受潮，因此制样操作在低湿度环境中或在红外灯下进行。

(3) 仪器应放置在温度为 15～30℃，相对湿度小于 65%环境中，湿度过大将会损坏仪器的干扰仪。

【思考题】

(1) 红外光谱固体样品有哪几种制样方法，它们各适用于哪一种情况?

(2) 为什么红外光谱是连续的曲线图谱?

实验十五　高效液相色谱法测定阿奇霉素的含量

【实验目的与要求】

(1) 掌握高效液相色谱法测定阿奇霉素的含量的原理与方法；

(2) 熟悉高效液相色谱仪的使用方法；

(3) 了解外标法的计算。

【实验指导】

1. 阿奇霉素　阿奇霉素($C_{38}H_{72}N_2O_{12}$)为白色或类白色结晶性粉末；无臭，味苦；微有引湿

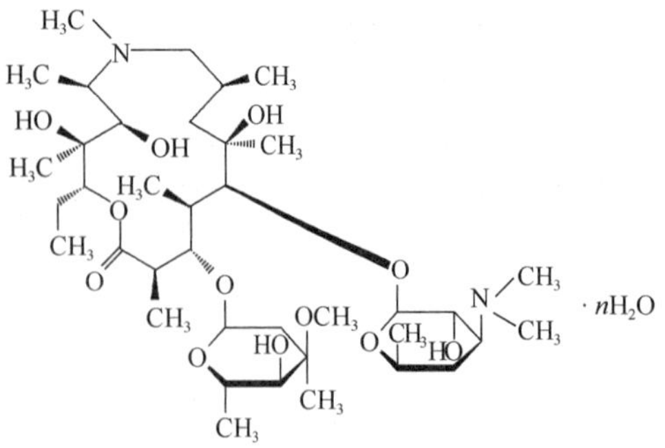

图 2-27　阿奇霉素的结构式

性。易溶于甲醇、丙酮、三氯甲烷、乙腈、无水乙醇或稀盐酸中，难溶于水。本品为 15 圆环大环内酯类抗生素其抗菌能力与红霉素相似且应用更广，对大多数革兰阳性菌、部分阴性菌及一些非典型致病菌均有效。根据 2010 版药典规定，采用高效液相色谱法测定其含量。阿奇霉素的结构式见图 2-7。

2. P230 高效液相色谱仪

（1）P230 高效液相色谱仪的基本组成 P230 高效液相色谱仪主要由高压输液系统、统进样系统、分离系统、检测系统和记录系统五部分组成。

（2）P230 高效液相色谱仪标准操作规程

1）流动相的配制

A．根据各药品项下规定的配制方法，配制各种溶液，用微孔滤膜（Φ0.45μm）单向抽滤。纯化水系溶液用水膜过滤，有机溶剂（或混合溶剂）用油膜过滤。

B．脱气：配好的流动相需洗脱排气泡。方法：用超声波清洗器清洗排气泡，时间约 10～20min。

2）开机：依次打开“高压输液泵”、检测器电源和工作站电源。

3）调节流速：根据检品要求调节“流速”，具体操作：按高压输液泵上的“操作菜单”，屏幕显示“MENUI”后按“△”或“▽”输入数字至所需流速和最高和最低压力，再按“回车”然后启动泵看压力是否超过范围。

4）调节波长：按检测器“操作菜单”，屏幕显示“MENUI”后按“△”或“▽”进行波长设定，设定后按数字后按“回车”。

5）测定。

A．打开分析文件（左上侧第一个键）→按准备键（左下侧第一个）。

B．进样：用仪器配备的进样器吸取一定量的待测液（不少于 20μL，进样器定量环自动控制在 20μL。），自进样器注入进样阀，快速扳动进样阀手柄，即开始分离，同时启动数据采集。（注意：进样前基线走稳，且检测器已预热半个小时。）

C．进样顺序：首先将进样阀逆时针旋转到底→插针到底部→进样→拔出进样针→迅速将进样阀顺时针旋转到底。

D．等样品分析完毕后基线稳，方能结束数据采集。

E．分析结构：等到所设的时间结束后自动分析。

F．打印结果：点“报告”项下的打印信息设置选项，进行信息设置后，点击“文件”菜单先预览，再打印。

6）实验完毕后的处理工作。

A．进样阀的冲洗：将进样针插入进样器，先用流动相或样品的溶剂，3～5 次，再用甲醇冲洗，3～5 次。

B．色谱柱的冲洗。

含盐的流动相的冲洗方法：每次操作结束后，先用纯化水或含甲醇 5%（最大浓度在 20%以下）的水冲洗时间约 20～30min，再用高浓度甲醇（含甲醇 85%以上）溶液冲洗，约 30～60min。

不含盐的流动相的冲洗方法：每天操作结束后，先用流动相冲洗约 10～15 min，再用含 5%

甲醇的水冲洗 10～20 min，最后用纯甲醇冲洗，时间约为 20～30 min。

【仪器材料与试剂药品】

1. 仪器材料 高效液相色谱仪(配备紫外检测器)，50μL 微量进样器。

2. 试剂药品 乙腈(色谱纯)，磷酸盐缓冲溶液(取 0. 05mol · L^{-1} 磷酸氢二钾溶液，加 20% 的磷酸溶液调节 pH 至 8.2)，阿奇霉素(原料药)，阿奇霉素对照品。

【实验步骤】

1. 色谱条件与系统适用性试验 用十八烷基硅烷键合硅胶为填充剂；以磷酸盐缓冲液与乙腈(45∶55)为流动相；检测波长为 210nm。取阿奇霉素系统适用性对照品适量，加乙腈溶解并稀释制成每 lmL 中含 10mg 的溶液，取 50μL 注入液相色谱仪，记录的色谱图应与标准图谱一致。

2. 阿奇霉素含量测定法 取适量阿奇霉素，精密称定，加乙腈溶解并定量稀释制成每 lmL 中约含 lmg 的溶液，精密量取 50μL 注入液相色谱仪，记录色谱图；另取阿奇霉素对照品适量，同法测定。按外标法以峰面积计算，即得。

外标法的计算公式为

$$c_i = A_i \div (A_i)_s \times (c_i)_s \tag{2-22}$$

式(2-22)中 c_i 与 $(c_i)_s$ 分别代表供试品溶液和对照品溶液的浓度；A_i 与 $(A_i)_s$ 分别代表供试品和对照品的峰面积。

【注意事项】

(1)流动相必须用色谱纯试剂，使用前过滤除去其中的颗粒性杂质和其他物质(使用 0.45μm 滤膜过滤)。

(2)流动相过滤后要用超声波脱气，脱气后应该恢复至室温后使用。

【思考题】

(1)外标法定量的优缺点？

(2)为什么流动相使用前要用 0.45μm 滤膜过滤，如不过滤有什么样的影响？

实验十六 紫外-可见分光光度法测定维生素 B_{12} 注射液的含量

【实验目的与要求】

(1)掌握测定维生素 B_{12} 注射液含量的方法；

(2)熟悉紫外-可见分光光度计的使用方法。

【实验指导】

紫外-可见分光光度法是根据物质分子对波长为 200～760nm 这一范围的电磁波的吸收特性所建立起来的一种定性和定量方法。此法的特点是操作简单、准确度高、重现性好

维生素 B_{12} 注射液是一种含钴的有机药物，为粉红色至红色的澄明液体，具有很强的生血作用，可用于治疗恶性贫血等疾病。注射液的标示含量有每毫升含维生素 B_{12} 50μg、100μg 或 500μg 等规格。

维生素 B_{12} 的水溶液在 278 nm±1nm、361 nm±1nm 与 550 nm±1nm 三波长处有最大吸收。由于维生素 B_{12} 在 361 nm 的吸收峰干扰因素少，吸收又最强，中国药典 2010 版规定：以 361 nm ±1nm 处吸收峰的比吸收系数 $E_{1cm}^{1\%}$ 值(207)作为测定注射液实际含量的依据。

550nm 处的吸收峰较低($E_{1cm}^{1\%}$ 约为 93)，吸收带较宽，可用于可见光区的标准对比法测定。

【仪器材料与试剂药品】

1. 仪器材料 V5000 紫外-可见分光光度计，1cm 石英比色皿，25mL 容量瓶 1 个，吸量管 1 个。

2. 试剂药品 维生素 B_{12} 注射液。

【实验步骤】

1. 吸光系数法 按照标示含量，精密吸取维生素 B_{12} 注射液样品一定量，用蒸馏水准确稀释 n 倍，使稀释液每毫升含量约为 25μg。用蒸馏水作参比，在 361nm±1nm 范围内测出最大吸收峰下的 A 值，与 48.31 相乘，即得样品稀释液每毫升含维生素 B_{12} 的微克数。

2. 标准对比法

(1) 标准溶液：取质量较好的维生素 B_{12} 注射液，按上述方法测定其实际含量，准确稀释 k 倍，使其每毫升含维生素 B_{12} 50μg，以此溶液作为标准溶液。

(2) 样品溶液：以被测样品的标示含量为参照，精密吸取适量，用蒸馏水准确稀释 m 倍，使其含量与标准溶液的含量接近。

(3) 测定：用蒸馏水作参比，在 550nm 处分别测定标准溶液的吸光度 (A_s) 与样品溶液的吸光度 (A_x)，计算样品的含量。

3. 数据处理

(1) 吸光系数法：

按照比吸光系数 (又称为百分吸光系数) 的定义，质量分数为 1%的维生素 B_{12} 溶液，即每毫升含 0.01g 的溶液在 361nm 的吸光度为 207。则每一个吸光度单位 (A.U.) 相当于每毫升溶液中的含量为：

$$0.01\,(\text{g})/207=0.01\times10^6\,(\mu\text{g})/207=48.31\mu\text{g/ A.U.}$$

因此，当测得样品稀释 n 倍后的吸光度 A 时，即可按下式计算出样品的实际含量 C：

$$C = n\times48.31\times A \tag{2-23}$$

若样品的标示含量为 L，则维生素 B_{12} 的标示量的百分比即为：

$$(C/L)\times100\%=(n\times48.31\times A)/L\times100\%$$

(2) 标准对比法

1) 标准溶液浓度：设已测得用作标准品的注射液实际含量为 C，则稀释 k 倍后的标准溶液浓度 C_s 为：$C_s=C/k$。

2) 样品含量：设样品稀释 m 倍后的含量为 C_x，根据标准对比法 C_x 应为：

$$C_x=(A_x/A_s)\cdot C_s$$

则样品含量为：

$$m\,C_x = m\cdot(A_x/A_s)\cdot C_s$$

若样品的标示含量为 L' 则维生素 B_{12} 的标示量的百分比即为：

$$(m\,C_x/L')\times100\%=(A_x/A_s)\cdot(C/L')\cdot(m/k)\times100\%$$

【注意事项】

(1) 波长小于 350nm 时使用氢灯，波长大于 350nm 时使用钨灯。

(2) 为使比色皿中测定溶液与原液浓度一致，需用原液荡洗比色皿 2～3 次。

(3) 仪器在不测定时，应随时打开暗箱盖，以保护光电管。

(4) 比色皿内所盛溶液的体积约为比色皿的 2/3～3/4，过满溶液可能溢出，使仪器受损。使用后应立即取出比色皿，并且用自来水及蒸馏水洗净，倒立晾干。

【思考题】

(1) 如果取维生素 B_{12} 注射液 2mL 稀释 30 倍，在 361nm 处测得 A 值为 0.698，
试计算注射液每毫升含维生素 B_{12} 多少？如果每毫升标示量为 1mg，则计算标示量百分含量。

(2) 紫外-可见分光光度法适用于什么样品的分析？

第三章　综合设计实验

实验十七　配位化合物

【实验目的与要求】

(1) 了解配离子的生成、组成和解离；

(2) 了解配离子和简单离子、配合物和复盐的区别；

(3) 了解配合物的一些特性(颜色、溶解度)和制备方法；

(4) 利用配位反应分离混合离子。

【实验指导】　配合物是由中心离子和配体组成配离子，带正电荷的称为配阳离子，带负电荷的称为配阴离子。

配合物与复盐不同：在水溶液中解离出来的配离子很稳定，只有一部分解离出简单离子，而复盐则全部解离为简单离子。

例如：配位化合物　$[Cu(NH_3)_4]SO_4 \rightleftharpoons [Cu(NH_3)_4]^{2+} + SO_4^{2-}$

$[Cu(NH_3)_4]^{2+} \rightleftharpoons Cu^{2+} + 4NH_3$

复盐　$NH_4Fe(SO_4)_2 \rightleftharpoons NH_4^{+} + Fe^{3+} + 2SO_4^{2-}$

配合物的内界和外界可用实验来确定。

通过配位反应形成的配合物的性质(如颜色、溶解度、氧化还原性等)，往往和原物质有很大的差别。例如，AgCl 难溶于水，但$[Ag(NH_3)_2]Cl$易溶于水，因此可以通过 AgCl 与氨水的配位反应使 AgCl 溶解。

配位反应常用来分离和鉴定某些离子。例如，在 Cu^{2+}、Fe^{3+}、Ba^{2+}的混合溶液中，加入稀 H_2SO_4，则 $BaSO_4$ 沉淀出来。分离沉淀后，在溶液中加入过量的氨水，Cu^{2+}能与过量氨水反应生成铜氨离子$[Cu(NH_3)_4]^{2+}$而溶解。Fe^{3+}则不与氨水作用生成配离子，而是生成 $Fe(OH)_3$ 沉淀，从而使 Cu^{2+}和 Fe^{3+}分离。

【仪器材料与试剂药品】

1. 仪器材料　试管若干，离心试管 3 支，50mL 烧杯 1 个，胶头滴管 1 个，离心机 1 台，滤纸 1 张。

2. 试剂药品　浓 HCl，$6mol \cdot L^{-1}$ HNO_3，$2mol \cdot L^{-1}$ NaOH，氨水($2mol \cdot L^{-1}$、$6mol \cdot L^{-1}$)，$0.1mol \cdot L^{-1}$ $AgNO_3$，$0.1mol \cdot L^{-1}$ $CuSO_4$，$0.1mol \cdot L^{-1}$ $Cu(NO_3)_2$，$0.1mol \cdot L^{-1}$ $Fe(NO_3)_3$，$0.1mol \cdot L^{-1}$ $BaCl_2$，$0.1mol \cdot L^{-1}$ $FeCl_3$，$0.1mol \cdot L^{-1}$ HgI_2，$0.1mol \cdot L^{-1}$ KNCS，KI($0.1mol \cdot L^{-1}$、$0.2mol \cdot L^{-1}$)，$0.1mol \cdot L^{-1}$ $K_3[Fe(CN)_6]$，$0.1mol \cdot L^{-1}$NaCl，$0.1mol \cdot L^{-1}$ $Pb(NO_3)_2$，$1mol \cdot L^{-1}$ $CuCl_2$，$0.1mol \cdot L^{-1}$ $NH_4Fe(SO_4)_2$，$0.1mol \cdot L^{-1}$ NaF，95%乙醇，奈斯勒试剂[1]。

【实验步骤】

1. 配合物的生成和组成

(1) 在两支试管中各加入 10 滴 $0.1mol \cdot L^{-1}$ $CuSO_4$ 溶液，然后分别加入 2 滴 $0.1mol \cdot L^{-1}$ $BaCl_2$ 和 $2mol \cdot L^{-1}$ NaOH 溶液，观察现象。

(2) 另取 20 滴 $0.1mol \cdot L^{-1}$ $CuSO_4$ 溶液，加入 $6mol \cdot L^{-1}$ 氨水至生成深蓝色溶液时再多加数滴。然后将深蓝色溶液分盛在两支试管中分别加入 2 滴 $0.1mol \cdot L^{-1}$ $BaCl_2$ 和 $2mol \cdot L^{-1}$ NaOH，

观察是否都有沉淀产生。

根据上面结果，说明 $CuSO_4$ 和 NH_3 所形成的配位化合物的组成。

2. 配离子的解离

(1)在两支试管中，各加入 10 滴 0.1mol · L^{-1} $AgNO_3$ 溶液，再分别滴加 2 滴 0.2mol · L^{-1} KI 溶液，各有什么现象产生？

(2)另取一支试管，加入 10 滴 0.1mol · L^{-1} $AgNO_3$，再滴加 2mol · L^{-1} 氨水，直到生成沉淀又溶解，再多加数滴。将所得溶液分别盛在两支试管中，分别加入 2 滴 2mol · L^{-1} NaOH 和 0.1mol · L^{-1} KI 溶液。观察现象，并解释之。写出配离子的解离方程式。

3. 简单离子与配离子的区别

(1)在一支试管中滴入 5 滴 0.1mol · L^{-1} $FeCl_3$ 溶液，加入 1 滴 0.1mol · L^{-1} KNCS 溶液，观察现象。

(2)以铁氰化钾 $K_3[Fe(CN)_6]$代替 $FeCl_3$，做同样实验，观察溶液是否呈血红色。根据实验说明简单离子和配离子有何区别。

4. 配位化合物与复盐的区别 在三支试管中，各滴入 10 滴 0.1mol · L^{-1} $NH_4Fe(SO_4)_2$ 溶液，分别检验溶液中含有 NH_4^+(用奈斯勒试剂检验)、Fe^{3+}、SO_4^{2-}。比较实验 3(2)和本实验结果，说明配合物和复盐有何区别。

5. 简单离子与配离子颜色的比较

(1)在一支试管中加入 5 滴 1mol · L^{-1} $CuCl_2$ 溶液，逐滴加入浓 HCl，观察溶液颜色的变化。然后逐滴加水稀释，观察溶液颜色有什么变化。解释现象。

(2)在 3(1)保留的溶液中，逐滴加入 0.1mol · L^{-1} NaF，可以到观察溶液颜色又逐渐褪去。试解释之。

6. 利用配位反应使难溶物质溶解

(1)在 10 滴 0.1mol · L^{-1} $AgNO_3$ 溶液中，加入等量的 0.1mol · L^{-1} NaCl 溶液，离心分离，弃去清液。在沉淀中加入 2mL 6mol · L^{-1} 氨水，沉淀溶解，为什么？然后，在此溶液中再加入 6mol · L^{-1} HNO_3，则又有白色沉淀产生，为什么？

(2)在 2 滴 0.1mol · L^{-1} $Pb(NO_3)_2$ 溶液中，逐滴加入 0.2mol · L^{-1} KI，首先看到有沉淀出现，而后又溶解，为什么？然后在此溶液中逐滴加水稀释，观察是否又有沉淀出现？试解释之。

(3)试用实验证明 HgI_2 沉淀能溶解在过量的 0.1mol · L^{-1} KI 溶液中，并解释之。

7. 铜氨配合物的制备 在小烧杯中加入 5mL 0.1 mol · L^{-1} $CuSO_4$，逐滴加入 6mol · L^{-1} 氨水，直至最初生成的 $Cu_2(OH)_2SO_4$ 沉淀后又溶解为止，再多加几滴，然后加入 6mL 95%乙醇。观察晶体的析出。将制得晶体过滤，晶体再用少量酒精洗涤两次，观察晶体的颜色，写出反应方程式，证明所得晶体中含有铜氨配离子。

8. 利用配位反应分离混合离子 取 0.1mol · L^{-1} $AgNO_3$、0.1mol · L^{-1} $Cu(NO_3)_2$、0.1mol · L^{-1} $Fe(NO_3)_3$ 各 5 滴，混合并设法分离 Ag^+、Cu^{2+}、Fe^{3+}。画出过程示意图。

【思考题】

(1)怎样根据实验结果推测铜氨配离子的生成、组成和解离？

(2)配合物与复盐有何区别？如何证明？

(3)怎样分离 Ag^+、Cu^{2+}、Fe^{3+}的混合溶液？

注释：奈斯勒试剂是 K_2HgI_4 的碱性溶液。配制方法是：溶解 115g HgI_2 和 80g KI 于水中，稀释至 500mL，加入 500mL 6mol · L^{-1} NaOH 溶液，静置后，取其清液，保存在棕色瓶中。

实验十八 从茶叶中提取咖啡因

【实验目的与要求】

(1)掌握从茶叶中提取咖啡因的方法；

(2)熟悉脂肪提取器与旋转蒸发仪的使用方法；

(3)熟悉采用升华方法进行精制的操作；

(4)了解从茶叶中提取咖啡因的原理。

【实验指导】 咖啡碱(又称咖啡因，结构如图 3-1)是茶叶中的一种主要生物碱。含有结晶水的咖啡碱为白色针状结晶粉末，味苦，能溶于水、乙醇、氯仿等。在 100℃时失去结晶水，开始升华，120℃时升华显著，178℃以上升华速度加快。无水咖啡碱熔点为 234.5℃。

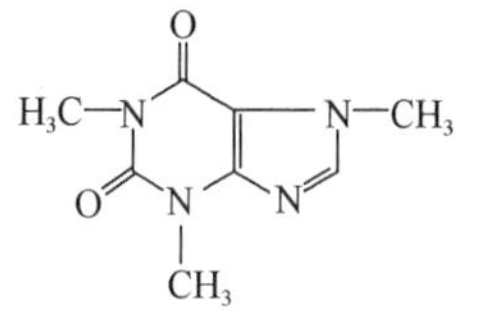

图 3-1 咖啡因结构示意图

本实验以乙醇为萃取溶剂，在脂肪提取器中连续萃取茶叶，提取液浓缩得粗咖啡因。因粗咖啡因中还含有一些其他的生物碱和杂质，可利用升华进一步提纯。

咖啡因可通过测定熔点及光谱法加以辨别。

【仪器材料与试剂药品】

1. 仪器材料 脂肪提取器一套，100mL 圆底烧瓶 3 个，球形冷凝管 1 个，玻璃棒 1 个，玻璃漏斗 1 个，蒸发皿 1 个，刮刀 1 个，坩埚钳 1 个，研磨棒 1 个，研磨缸 1 个，滤纸，石棉网，电子天平，酒精灯，加热套，旋转蒸发仪。

2. 试剂药品 茶叶末，95%乙醇，生石灰。

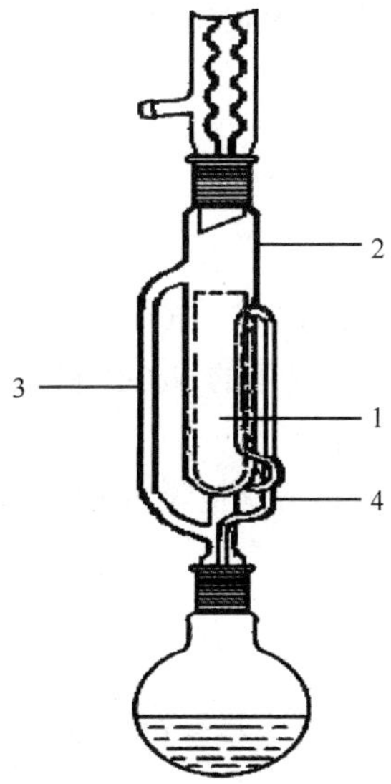

图 3-2 脂肪提取器

1. 滤纸套；2. 提取器；3. 玻璃套；4. 虹吸管

【实验步骤】

1. 加热浓缩提取 按图 3-2 安装好脂肪提取器。称取 4.0g 茶叶，研细，滤纸包好，放入脂肪提取器的 2 提取器中。在 100mL 圆底烧瓶中加入 60mL 95%乙醇与几粒沸石或碎瓷片。加热套加热，连续提取约 30min 后，停止加热。用旋转蒸发仪回收提取液中的乙醇，提取液浓缩到 4～5mL 为止。

2. 焙炒 把浓缩的提取液倾入蒸发皿中，拌入 2～3g 生石灰粉(起吸水和中和作用，以除去部分酸性杂质)，使成糊状。在酒精灯上加热蒸干后(其间应不断搅拌，并压碎块状物)，将蒸发皿放在石棉网上，用小火焙炒片刻，除去全部水分。冷却后，用滤纸擦去蒸发皿边上的粉末，以免升华时污染产物。

3. 升华精制 把刺有许多小孔的滤纸盖在蒸发皿上，用口径与蒸发皿相近的玻璃漏斗(其颈口塞上一点疏松棉花)罩上(如图 3-3)。蒸发皿在石棉网上小火加热升华，一直到滤纸孔出现的白色毛状结晶物不再增长时。停止加热，冷却至室温，小心取下漏斗，揭开滤纸，用刮刀将纸上和器皿周围的咖啡因刮下。

4. 计算 称重并计算产率

5. 鉴定 测定产物熔点。

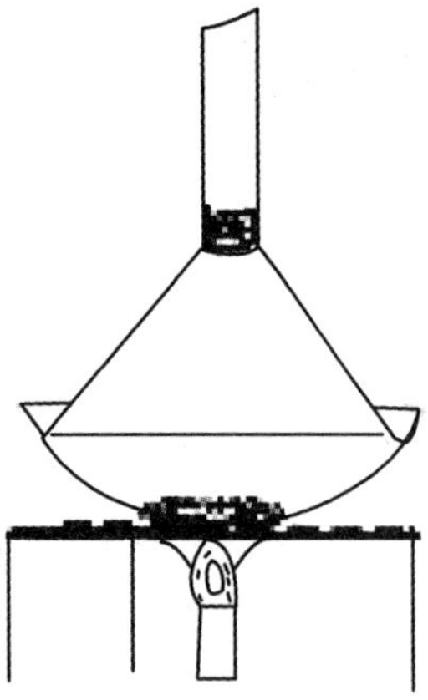

图 3-3 升华装置

【注意事项】

(1)脂肪提取器中的滤纸套高度不得超过虹吸管，以免提取不完全。

(2)茶叶末不能掉出滤纸套，以免堵塞虹吸管。

(3)升华过程中，始终都需用小火加热。如温度太高，会使滤纸炭化变黑，产物发黄。

【思考题】

(1)提取咖啡因时，加入生石灰的目的是什么？

(2)脂肪提取器提取与普通回流加热提取的区别是有什么？

实验十九　粗盐的提纯及纯度检验

【实验目的与要求】

(1)掌握粗盐提纯方法；

(2)熟悉过滤、蒸发、结晶、干燥等基本操作；

(3)了解提纯后食盐的纯度检验方法。

【实验指导】

1. 粗盐提纯　粗食盐中含有不溶性杂质(如泥沙等)和可溶性杂质(主要是 Ca^{2+}、Mg^{2+}、K^+、SO_4^{2-})。粗盐提纯主要通过下列步骤除去：①首先在粗食盐溶液中加入稍过量的 $BaCl_2$ 溶液，使 SO_4^{2-}转化为难溶的 $BaSO_4$ 沉淀，过滤除去 $BaSO_4$ 沉淀；②滤液中加入 NaOH 和 Na_2CO_3 溶液，由于发生下列反应：

$$Mg^{2+} + 2OH^- \longrightarrow Mg(OH)_2\downarrow$$

$$Ca^{2+} + CO_3^{2-} \longrightarrow CaCO_3\downarrow$$

$$Ba^{2+} + CO_3^{2-} \longrightarrow BaCO_3\downarrow$$

食盐溶液中的杂质 Ca^{2+}、Mg^{2+}以及过量 Ba^{2+}相应转化为难溶的 $Mg(OH)_2$、$CaCO_3$、$BaCO_3$ 沉淀，并通过过滤的方法除去；③滤液中加入一定浓度的盐酸溶液中和除去过量的 NaOH 和 Na_2CO_3；④蒸发，结晶，干燥，得 NaCl。

2. 食盐的纯度检验　提纯后的食盐可用氯化钡溶液及草酸铵溶液分别检验 SO_4^{2-}及 Ca^{2+}，其离子反应方程式为：

$$Ba^{2+} + SO_4^{2-} \longrightarrow BaSO_4\downarrow$$

$$Ca^{2+} + C_2O_4^{2-} \longrightarrow CaC_2O_4\downarrow$$

此外，常用镁试剂检验 Mg^{2+}存在。其原理是镁试剂在碱性溶液中呈红色或紫色，但被 $Mg(OH)_2$ 沉淀吸附后，则呈天蓝色。

【仪器材料与试剂药品】

1. 仪器材料　100 mL 烧杯 1 个，量筒(10mL，100mL)各 1 个，长颈漏斗，铁架台，铁圈，布氏漏斗，吸滤瓶，，蒸发皿，台秤，石棉网，pH 试纸，滤纸。

2. 试剂药品　$2mol\cdot L^{-1}$ HCl，$1mol\cdot L^{-1}$ Na_2CO_3，$2mol\cdot L^{-1}$ NaOH，$1mol\cdot L^{-1}$ $BaCl_2$，$(0.5\ mol\cdot L^{-1}$ $NH_4)_2C_2O_4$，镁试剂，粗食盐。

【实验步骤】

1. 粗食盐的提纯

(1) 在台秤上称取 8 g 粗食盐，倒入小烧杯中，加 40 mL 蒸馏水，用玻璃棒搅动并加热使其溶解，至溶液沸腾。在沸腾的条件下，边搅拌，边逐滴加入 1 mol · L^{-1} $BaCl_2$ 溶液至沉淀完全(约 2 mL)，继续加热，使 $BaSO_4$ 颗粒长大。为了检查沉淀是否完全，可将烧杯从石棉网上取下，待沉淀沉降后，在上层清液中加入 1～2 滴 $BaCl_2$ 溶液，观察澄清液中是否还有浑浊现象，如果没有浑浊现象，说明 SO_4^{2-} 已完全沉淀，如果仍有浑浊现象，则需继续滴加 $BaCl_2$ 溶液，直至上层清液在加入 1 滴 $BaCl_2$ 后，不再产生浑浊现象为止。沉淀完全后，继续加热 5min，使沉淀颗粒长大易于沉降，用长颈漏斗常压过滤。

(2) 在上述滤液中加入 1 mL 2 mol · L^{-1} NaOH 和 3 mL 1 mol · L^{-1} Na_2CO_3 加热至沸腾。沉淀沉降，在上层清液中加 1 mol · L^{-1} Na_2CO_3 溶液直至不再产生沉淀为止，用长颈漏斗常压过滤。

(3) 在上述滤液中逐滴加入 2 mol · L^{-1} HCl，并用玻璃棒沾取滤液在 pH 试纸上试验，直至溶液呈微酸性为止(pH = 6)。

(4) 将溶液倒入蒸发皿中，用小火加热蒸发，浓缩至稀粥状为止，但不可以将溶液蒸发至干。

(5) 将上述产品冷却，减压过滤，尽量将结晶抽干。将结晶放在蒸发皿上，在石棉网上用小火加热干燥。

(6) 称出产品的质量，并计算产率。

2. 产品纯度的检验　取提纯前的食盐少量(约 1 g)，用 5 mL 蒸馏水溶解，然后分别盛于 3 支试管中，再取提纯后的食盐少量(约 1 g)，用 5mL 蒸馏水溶解，然后分别盛于 3 支试管中，各取提纯前和提纯后的试管各一为一组，组成 3 组，对照检验它们的纯度。

(1) SO_4^{2-}的检验：向第一组溶液中分别加入 2 滴 $BaCl_2$ 溶液，比较沉淀产生的情况，在提纯后的食盐溶液中应该无沉淀产生。

(2) Ca^{2+}的检验：向第二组溶液中分别加 2 滴 0.5 mol · L^{-1} $(NH_4)_2C_2O_4$，在提纯后的食盐溶液中应无白色难溶的草酸钙(CaC_2O_4)沉淀产生。

(3) Mg^{2+}的检验：向第三组溶液中分别加入 2～3 滴 2 mol · L^{-1} NaOH 溶液，用 pH 试纸试验使溶液呈碱性，再分别加入 2～3 滴镁试剂，在提纯后的食盐溶液中应无天蓝色沉淀产生。

【注意事项】

(1) 应用常压过滤时，滤纸的大小要适中。

(2) 减压过滤结束时，一定要先拔下缓冲瓶上的导管，再关闭减压泵，否则，会发生危险。

【思考题】

(1) 怎样除去粗食盐中的不溶性杂质和 Ca^{2+}、Mg^{2+}、 K^{+}、SO_4^{2-} 等离子？

(2) 怎样除去过量的 $BaCl_2$、NaOH、Na_2CO_3？

(3) 提纯后的食盐溶液浓缩时为什么不能蒸干？

(4) 如何对提纯后食盐的纯度进行检验？

实验二十　抗贫血药硫酸亚铁的制备与定量分析

一、硫酸亚铁的制备

【实验目的与要求】

(1) 掌握七水硫酸亚铁制备的基本原理和方法；

(2) 熟悉减压过滤、蒸发、结晶等基本操作；

(3) 了解七水硫酸亚铁的药用价值。

【实验指导】

1. 七水硫酸亚铁 化学式：$FeSO_4 \cdot 7H_2O$，又名绿矾，是硫酸亚铁晶体，为柱状或粒状集合体，呈不规则块状，蓝绿色、绿色伴有条痕白色。分子量为 278.05，强热分解，溶于水、甘油，不溶于乙醇。医药上用作抗贫血药、局部收敛剂及补血剂。

2. 制备原理 Fe 溶于稀 H_2SO_4 生成 $FeSO_4$。反应方程式如下：

$$Fe + H_2SO_4 = FeSO_4 + H_2\uparrow$$

反应生成的 $FeSO_4$ 经过滤、蒸发、结晶等操作得 $FeSO_4 \cdot 7H_2O$。$FeSO_4$ 结晶时冷却速度越慢、时间越长，产品颗粒越大，但产品纯度稍差。

【仪器材料与试剂药品】

1. 仪器材料 台秤 1 台，150 mL 锥形瓶一个，水浴锅 1 台，真空泵 1 台，布氏漏斗和吸滤瓶各 1 个，蒸发皿、酒精灯、三脚架各 1 个，表面皿 1 个，pH 试纸 2 条，滤纸 3 张，玻璃棒 1 根。

2. 试剂药品 3 $mol \cdot L^{-1}$ H_2SO_4，2 $mol \cdot L^{-1}$ NaOH，铁屑，95%乙醇，蒸馏水。

【实验步骤】

1. 铁屑表面油污的除去 纯铁粉可省去此步。称取 3 g 铁屑，放在小烧杯中，加入 20 mL 2 $mol \cdot L^{-1}$ NaOH 溶液，小火加热 10 min，用倾析法除去碱液，用水把铁屑冲洗干净，备用。

2. 硫酸亚铁的制备 在盛有 3 g 铁屑的 150 mL 锥形瓶中倒入 30 mL 3 $mol \cdot L^{-1}$ H_2SO_4 溶液，盖一小烧杯，放在水浴中加热，控温在 60 ℃以下（若温度超过 60 ℃易生成 $FeSO_4 \cdot H_2O$ 白色晶体，过滤时会残留在滤纸上而降低产量），使铁屑和 H_2SO_4 反应直到不再有气泡产生为止。在加热过程中应不时加入少量水，以补充蒸发掉的水分，这样做可以防止 $FeSO_4$ 结晶出来。趁热减压过滤（因为 $FeSO_4$ 在低温时溶解度较小，如果不趁热过滤就会有 $FeSO_4 \cdot 7H_2O$ 析出），滤液立即转移至洁净的蒸发皿中，用 pH 试纸检测，此时溶液的 pH 应在 1 左右，否则用 3 $mol \cdot L^{-1}$ H_2SO_4 溶液调节 pH 为 1。将留在锥形瓶内和滤纸上的残渣收集在一起用滤纸片吸干后称重，由已作用的 Fe 屑质量算出溶液中生成的 $FeSO_4$ 的量。

用小火蒸发浓缩至表面出现晶体膜为止（蒸发过程中不易搅动），放置使溶液慢慢冷却，硫酸亚铁即可结晶出来。用减压过滤法滤出母液，并用少量 95%乙醇洗涤晶体，抽干后，将晶体取出，摊在两张滤纸之间，轻压吸干。观察晶体的颜色和形状，称出质量并计算产率。如产率低，分析其原因。

【注意事项】

(1) 如用铁粉做实验，铁屑表面油污的除去这一步可省略。

(2) 硫酸处理铁屑时会产生 H_2、少量的 H_2S、PH_3，由于反应中有氢气产生，为了安全，水浴加热所需的热水最好事先准备好，热水浴加热反应混合物时不要用明火。

(3) 铁屑溶于酸时要注意分次补充少量水，以防止硫酸亚铁晶体析出。

(4) 反应中铁要稍过量。铁与稀硫酸反应临近结束时，可剩下一点铁屑，这是因为有 Fe 存在可以还原氧化生成的 Fe^{3+}，保证 Fe^{2+} 稳定、纯净地存在，减少产物中的 Fe^{3+} 杂质。

(5) 重结晶时冷却速度越慢、时间越长，产品颗粒越大，但产品纯度稍差。

【思考题】

(1) 为什么制备 $FeSO_4$ 时要铁粉略有剩余？

(2)为什么要保持 $FeSO_4$ 溶液有较强的酸性？

(3)晶体洗涤时为什么用 95%乙醇而不用水？

二、邻二氮菲分光光度法测定铁离子含量

【实验目的与要求】

(1)掌握用邻二氮菲分光光度法测定铁的原理和方法；

(2)熟悉吸收曲线和标准曲线的绘制方法；

(3)熟悉分光光度计的使用方法。

【实验指导】 分光光度法的理论基础是朗伯-比尔定律，其数学表达式为：$A=\varepsilon dc$。当液层厚度 d 及入射光波长 λ 一定时，在一定浓度范围内，有色物质的吸光度 A 与该物质的浓度 c 成正比。只要绘出以浓度 c 做横坐标，吸光度 A 做纵坐标的标准曲线，测出试液的吸光度，就可以由标准曲线查得对应的浓度值。

用分光光度法测定微量铁时，可选用邻二氮菲(又称邻菲罗啉)作显色剂，该法具有灵敏度高、准确度高、稳定性好、干扰易消除等优点。在水溶液中 Fe^{2+}与邻二氮菲(phen)反应，生成一种橙红色的螯合物：$[Fe(phen)_3]^{2+}$。此螯合物很稳定，其稳定常数 $\lg K_s=21.3$；而 Fe^{3+}也能与邻二氮菲生成配位比为 3∶1 的淡蓝色螯合物，其稳定常数 $\lg K_s=14.1$。因此在显色前，要用还原剂盐酸羟胺将 Fe^{3+}全部还原为 Fe^{2+}，反应式为：

$$2Fe^{3+} + 2NH_2OH\cdot HCl = 2Fe^{2+} + N_2\uparrow + 4H^+ + 2Cl^- + 2H_2O$$

邻二氮菲与 Fe^{2+}在 $pH = 2\sim9$ 范围内都能显色，而且其颜色与 pH 无关。为了减少其他离子的影响，通常选择在微酸性($pH\approx5$)条件下显色。

【仪器材料与试剂药品】

1. 仪器材料 722 型分光光度计 1 台，25mL 容量瓶 6 个，吸量管(1mL、2 mL、5 mL)各 5 个，10mL 量筒 1 个，100mL 烧杯 1 个。

2. 试剂药品 100mg · L^{-1} 铁标准溶液，1.5g · L^{-1} 邻二氮菲溶液(临时配制)，100g · L^{-1} 盐酸羟胺溶液(临时配制)，1mol · L^{-1}NaAc 溶液，待测铁溶液。

【实验步骤】

1. 溶液的配置

(1)试剂空白溶液：用吸量管分别吸取 0.50mL 100g · L^{-1} 盐酸羟胺溶液、1.00mL 1.5g · L^{-1} 邻二氮菲溶液和 2.50ml 1 mol · L^{-1} NaAc 溶液置于 25mL 的容量瓶中，加水稀释至刻度，摇匀。

(2)标准溶液：分别用吸量管吸取 0.10、0.20、0.30、0.40 和 0.50mL 铁标准溶液置于 5 个 25mL 容量瓶(按浓度递增的顺序标记为 1～5 号)中，各加入 0.50 ml 100g · L^{-1} 盐酸羟胺溶液，1.00 mL 1.5g · L^{-1} 邻二氮菲溶液和 2.50 mL 1mol · L^{-1} NaAc 溶液，加水稀释至刻度，摇匀。

(3)待测溶液：用吸量管吸取 0.50mL 待测铁溶液，置于 25mL 容量瓶中，依次加入 0.50mL 100g · L^{-1} 盐酸羟胺溶液，1.00mL 1.5g · L^{-1} 邻二氮菲溶液和 2.50mL 1mol · L^{-1}NaAc 溶液，加水稀释至刻度，摇匀。

2. 吸收曲线的绘制和测量波长的选择 采用试剂空白溶液(不加标准铁溶液)作参比溶液，用 1cm 比色皿，在波长为 440～560nm 每隔 10nm 测定 3 号标准铁溶液的吸光度。以吸光度为纵坐标，入射光的波长为横坐标绘制吸收曲线。从吸收曲线上选择测量微量铁的最大吸收波长。

3. 铁含量的测定

(1) 标准曲线的绘制：采用试剂空白溶液（不加标准铁溶液）作参比溶液，用 1cm 比色皿，在所选择的最大吸收波长下测定 1～5 号标准溶液的吸光度。以吸光度为纵坐标，铁标准溶液的质量浓度为横坐标绘制校准曲线。

(2) 待测液铁含量的测定：采用试剂空白溶液（不加标准铁溶液）做参比溶液，用 1cm 比色皿，在所选择的最大吸收波长下测定待测溶液的吸光度。从标准曲线上查出稀释后的待测液的质量浓度。

(3) 计算出原待测液中铁的质量浓度。

【注意事项】

(1) 最大吸收波长选定后不要再改变。

(2) 比色皿在放入分光光度计样品室前，必需用吸水纸将其外表面擦拭干净。

(3) 比色皿在换装不同浓度溶液时，必须使用待测溶液润洗至少三次。

【思考题】

(1) 实验过程中容量瓶没有干燥，对实验结果有无影响？为什么？

(2) 根据制备标准曲线测得的数据，判断本次实验所得结果线性如何？分析其原因。

(3) 邻二氮菲分光光度法测定铁离子含量时为什么要加入盐酸羟胺溶液？

三、高锰酸钾法测定硫酸亚铁含量

【实验目的与要求】

(1) 掌握高锰酸钾法测定硫酸亚铁含量的原理与方法；

(2) 熟悉滴定管的使用；

(3) 了解高锰酸钾法滴定终点判断。

【实验指导】 高锰酸钾是重要和常用的氧化剂之一，它的氧化能力和还原产物因溶液的酸度不同而异。在酸性溶液中，MnO_4^-是很强的氧化剂，与还原剂 Fe^{2+}作用发生反应：

$$MnO_4^- + 8H^+ + 5Fe^{2+} = Mn^{2+} + 5Fe^{3+} + 4H_2O。$$

由于 HCl 有还原性，可以被 $KMnO_4$ 氧化为 Cl_2，硝酸有氧化性可以将 Fe^{2+}氧化为 Fe^{3+}，所以用 H_2SO_4 控制酸度。

MnO_4^-（紫红色）还原为 Mn^{2+}（无色）的反应在常温下进行得较慢，因此开始滴定时加入 1～2 滴 $KMnO_4$ 溶液，待紫色褪去后，溶液就有了 Mn^{2+}，由于 Mn^{2+}的催化作用，反应速度越来越快，紫红色褪去也就越来越快，这种由于生成物本身引起的催化作用称为自动催化作用。

因为 $KMnO_4$ 溶液本身具有特殊的紫红色，当溶液中含 $KMnO_4$ 浓度为 $2\times10^{-6}mol \cdot L^{-1}$ 时即可显示红色，故用它作为滴定剂时，不需要另加指示剂。

【仪器材料与试剂药品】

1. 仪器材料 电子天平（精度 0.1mg），25 mL 棕色酸式滴定管 1 个，50 mL 量筒 1 个，250mL 锥形瓶 1 个。

2. 试剂药品 高锰酸钾标准溶液（$0.02mol \cdot L^{-1}$，已标定），$FeSO_4 \cdot 7H_2O$，10%H_2SO_4，新煮沸冷蒸馏水。

【实验步骤】 准确称取 0.45～0.55g 的 $FeSO_4 \cdot 7H_2O$ 5 份，置于 250mL 锥形瓶中，分别向锥形瓶中加入 15mL 10%硫酸调节酸度，加入 15mL 新煮沸过的冷蒸馏水(除去氧气)，溶解试样。立即用高锰酸钾标准溶液滴定，直到锥形瓶中溶液呈现微红色，30 秒钟不褪色即为终点。记录所消耗高锰酸钾标准液的体积，计算 $FeSO_4 \cdot 7H_2O$ 的含量：$w\%=5\times c_{KMnO_4}\times V_{KMnO_4}\div 1000\times 278\div ms\times 100\%$。平行实验五次，要求相对标准偏差 $RSD<0.2\%$。结果填入表 3-1 中。

表 3-1　七水硫酸亚铁含量测定

序号	1	2	3	4	5
m 样品(g)					
V_{KMnO_4}(mL)					
$m_{FeSO_4\cdot 7H_2O}$ 实测(g)					
$\omega_{FeSO_4\cdot 7H_2O}$ (%)					
$\omega_{FeSO_4\cdot 7H_2O}$ 平均值(%)					
RSD(%)					

【注意事项】

(1) $KMnO_4$ 标准溶液应放在酸式滴定管中，由于 $KMnO_4$ 溶液颜色很深，凹液面不易看出，因此读液面最高点的数值。

(2) 开始滴定时，反应很慢，开始滴定时加入 1～2 滴 $KMnO_4$ 溶液，待紫红色褪去后溶液中有了 Mn^{2+}，此后可以适当加快滴定速度，但也不可以滴定太快，以防止 $KMnO_4$ 局部过浓而在酸性溶液中分解，造成误差。

(3) $KMnO_4$ 标准溶液滴定的终点较不稳定，当滴定至溶液出现微红色，且 30s 钟不褪即可认为达到滴定终点。如有质疑，可先记录消耗的 $KMnO_4$ 体积，再加入 1 滴 $KMnO_4$ 标准溶液，如溶液显紫红色即证实终点已经到达，此时加入的 1 滴不算入 $KMnO_4$ 体积中。

(4) 相对标准偏差计算公式：

$$s_r=\frac{\sqrt{\dfrac{\sum(x_i-\bar{x})^2}{N-1}}}{\bar{x}} \tag{3-1}$$

其中 N 为测量次数。

【思考题】

(1) 酸式滴定管洗涤步骤？

(2) 高锰酸钾滴定硫酸亚铁，为什么要加硫酸？

(3) 滴定中向锥形瓶中加入少量的水对测定结果是否有影响，为什么？

实验二十一　硫酸亚铁铵的制备及等级鉴定

【实验目的与要求】

(1) 掌握复盐 $FeSO_4\cdot(NH_4)_2SO_4\cdot 6H_2O$ 的制备方法及特性；

(2) 熟悉减压过滤、蒸发、结晶等基本操作；

(3) 了解目测比色法检验产品质量等级的方法。

【实验指导】

1. 硫酸亚铁铵的制备　硫酸亚铁铵($FeSO_4\cdot(NH_4)_2SO_4\cdot 6H_2O$) 商品名为莫尔盐，为浅蓝绿色单斜晶体，易溶于水。一般亚铁盐在空气中易被氧化，而硫酸亚铁铵在空气中比一般亚铁盐要稳定，不易被氧化，并且价格低，制造工艺简单，容易得到较纯净的晶体，因此应用广泛。在定量分析中常用来配制亚铁离子的标准溶液。

由于硫酸亚铁铵在水中的溶解度在 0～60℃内比组成它的简单无机盐硫酸铵和硫酸亚铁要

小，只要将他们按一定的比例在水中溶解、混合，即可制得硫酸亚铁铵的晶体。三种盐的溶解度数据列于表 3-2。

表 3-2　三种盐的溶解度[单位为 g · (100g H_2O)$^{-1}$]

温度(℃)	$FeSO_4$	$(NH_4)_2SO_4$	$FeSO_4 \cdot (NH_4)_2SO_4 \cdot 6H_2O$
10	20.0	73	17.2
20	26.5	75.4	21.6
30	32.9	78	28.1

其制备方法为：将金属铁溶于稀 H_2SO_4，制备 $FeSO_4$。将制得的 $FeSO_4$ 溶液与等物质的量的 $(NH_4)_2SO_4$ 在溶液中混合，经加热浓缩、冷却后得到溶解度较小的 $FeSO_4 \cdot (NH_4)_2SO_4 \cdot 6H_2O$ 复盐晶体。反应方程式如下：

$$Fe + H_2SO_4 = FeSO_4 + H_2\uparrow$$

$$FeSO_4 + (NH_4)_2SO_4 + 6H_2O = FeSO_4 \cdot (NH_4)_2SO_4 \cdot 6H_2O$$

确定 $(NH_4)_2SO_4$ 质量的方法：$Fe \sim FeSO_4 \sim (NH_4)_2SO_4$

2. 目视比色法鉴定硫酸亚铁铵等级　用眼睛观察，比较溶液颜色深度以确定物质含量的方法称为目视比色法。常用的目视比色法采用的是标准系列法。用一套由相同质料制成的、形状大小相同的比色管(规格有10 mL、25 mL、50 mL 及100 mL 等)，将一系列不同量的标准溶液依次加入各比色管中，再加入等量的显色剂及其他试剂，并控制其他实验条件相同，最后稀释至同样的体积。这样便配成一套颜色逐渐加深的标准色。将一定量被测试液放在另一比色管中，在同样的条件下显色。从管口垂直向下或从比色管侧面观察，若试液与标准系列中某溶液的颜色深度相同，则这两比色管中的溶液浓度相同；如果试液颜色深度介于相邻两个标准溶液之间，则试液浓度介于这两个标准溶液的浓度之间。

用目视比色法可估计产品中所含杂质Fe^{3+}的量。Fe^{3+}与SCN^-能生成红色物质$[Fe(SCN)]^{2+}$，红色深浅与Fe^{3+}相关。当红色较深时，表明产品中含Fe^{3+}较多；当红色较浅时，表明产品中含Fe^{3+}较少。将所制备的硫酸亚铁铵晶体与KSCN溶液在比色管中配制成待测溶液，将它所呈现的红色与含一定Fe^{3+}量所配制成的标准$[Fe(SCN)]^{2+}$溶液的红色进行比较，确定待测溶液中杂质Fe^{3+}的含量范围，从而可确定产品等级。

【仪器材料与试剂药品】

1. 仪器材料　台秤 1 台，150 mL 锥形瓶 1 个，布氏漏斗和吸滤瓶各 1 个，25 mL 比色管 4 支，水浴锅 1 台，真空泵 1 台，蒸发皿、酒精灯、三脚架各 1 个，表面皿 1 个，pH 试纸 2 条，滤纸 3 张。

2. 试剂药品　2 mol · L^{-1} HCl，3 mol · L^{-1} H_2SO_4，2 mol · L^{-1} NaOH，1 mol · L^{-1} KNCS，0.1000 g · L^{-1} Fe^{3+}标准溶液，铁屑，硫酸铵(s)，95%乙醇。

【实验步骤】

1. 除去铁屑表面油污及硫酸亚铁的制备　除去铁屑表面油污及硫酸亚铁的制备见“实验二十 抗贫血药硫酸亚铁的制备与定量分析”。

2. 硫酸亚铁铵的制备　根据溶液中生成的 $FeSO_4$ 的产量，按反应式计算所需固体硫酸铵的质量。在室温下将称出的 $(NH_4)_2SO_4$ 配制成饱和溶液，加到 $FeSO_4$ 溶液中去，混合均匀并用 3 mol · L^{-1} H_2SO_4 溶液调节 pH 为 1～2。用小火蒸发浓缩至表面出现晶体膜为止(蒸发过程中不易搅动)，放置使溶液慢慢冷却，硫酸亚铁铵即可结晶出来。用减压过滤法滤出母液，并用少量

95%乙醇洗涤晶体，抽干后，将晶体取出，摊在两张滤纸之间，轻压吸干。观察晶体的颜色和形状，称出质量并计算产率。如产率低，分析其原因。

3. 产品检验

(1) Fe^{3+}的限量分析：称取 1 g 产品置于 25 mL 比色管中，用 15 mL 不含氧的蒸馏水溶解，加入 2 mL 2 mol · L^{-1} HCl 溶液和 1 mL 1 mol · L^{-1} KNCS 溶液，再加不含氧的蒸馏水至 25 mL 刻度，摇匀后，将所呈现的红色和下列标准色阶的红色比较，确定 Fe^{3+}的含量符合哪一级试剂的规格，并分析产品纯度检验结果。

(2) 标准色阶的配制：分别取 0.50 mL 、1.00 mL、2.00 mL Fe^{3+}标准溶液于 25 mL 比色管中，用处理试样相同的方法配制成 25 mL，含 Fe^{3+}分别为 0.05 mg、0.10 mg、0.20 mg。

1) 含 Fe^{3+} 0.05 mg(符合 I 级试剂)

2) 含 Fe^{3+} 0.10 mg(符合 II 级试剂)

3) 含 Fe^{3+} 0.20 mg(符合III级试剂)

【注意事项】

(1) 如用铁粉做实验，铁屑表面油污的除去这一步可省略。

(2) 硫酸处理铁屑时会产生 H_2、少量的 H_2S、PH_3，由于反应中有氢气产生，为了安全，水浴加热所需的热水最好事先准备好，热水浴加热反应混合物时不要用明火。

(3) 铁屑溶于酸时要注意分次补充少量水，以防止硫酸亚铁晶体析出。

(4) 反应中铁要稍过量。铁与稀硫酸反应临近结束时，可剩下一点铁屑，这是因为有 Fe 存在可以还原氧化生成的 Fe^{3+}，保证 Fe^{2+}稳定、纯净地存在，减少产物中的 Fe^{3+}杂质。

(5) 重结晶时冷却速度越慢、时间越长，产品颗粒越大，但产品纯度稍差。

【思考题】

(1) 为什么要保持 $FeSO_4$ 和 $FeSO_4 \cdot (NH_4)_2SO_4$ 溶液有较强的酸性？

(2) 如何计算 $FeSO_4$ 的理论产量和反应所需的 $(NH_4)_2SO_4$ 的质量？

(3) 洗涤晶体时为什么用 95%乙醇而不用水？

实验二十二　氧化还原与电化学

【实验目的与要求】

(1) 掌握应用电极电势判断物质氧化还原能力相对强弱的原理；

(2) 熟悉测定原电池电动势和电对电极电势的方法及影响电极电势的因素；

(3) 了解金属腐蚀的基本原理及一般防止金属腐蚀的方法。

【实验指导】

应用电极电势的相对大小可以比较氧化态或还原态物质在水溶液中的氧化或还原能力的相对强弱。电对的电极电势代数值越大，氧化态物质的氧化能力越强，对应的还原态物质的还原能力越弱；反之亦然。

水溶液中自发进行的氧化还原反应的方向可由电极电势数值加以判断。在自发进行的氧化还原反应中，氧化剂的电极电势应大于还原剂的电极电势。

Nernst 方程式反映了电极反应中离子浓度与电极电势的关系：

$$E = E^{\ominus} + \frac{RT}{nF}\ln\frac{c(\text{氧化态})/c^{\ominus}}{c(\text{还原态})/c^{\ominus}}$$

当 T=298.15K 时，将 R、F 值、$c^{\ominus}$=1 mol · L^{-1} 代入上式，Nernst 公式可写成：

$$E = E^{\ominus} + \frac{0.059}{n}\lg\frac{c(\text{氧化态})}{c(\text{还原态})} \tag{3-2}$$

对有 H^+或 OH^- 参加电极反应的电对，还必须考虑 pH 对电极电势和氧化还原反应的影响。例如，$K_2Cr_2O_7$ 在酸性介质中表现出强氧化性，能被还原为 Cr^{3+}，然而在中性溶液中就不易表现出强氧化性。

原电池由正、负极组成，其电动势 E(电池)值大小与组成原电池正极的电极电势 $E_{正}$值和负极的电极电势$E_{负}$值大小有关： $E_{池}=E_{正}-E_{负}$

原电池电动势E可用实验手段测量。本实验采用酸度计测量原电池电动势。

金属因与介质接触而发生化学反应或因形成原电池发生电化学作用而被破坏。化学反应引起的破坏一般只在金属表面，而电化学作用引起的破坏不仅在金属表面，还可以在金属内部发生，因此电化学腐蚀对金属的危害更大。防止金属被腐蚀的方法之一是使金属与介质隔开。例如，在金属表面涂漆，镀上耐腐蚀性能良好的金属或合金，使金属表面形成一层致密的氧化膜或磷化膜等。电化学防腐法（ 如阴极保护法 ）和缓蚀剂法（ 在腐蚀介质中加入能防止或延缓腐蚀过程的物质 ），也是常用的防腐蚀方法。

【仪器材料与试剂药品】

1. 仪器材料 试管若干，酸度计 1 台，锌电极 1 支，铜电极 1 支，甘汞电极 1 支，盐桥 1 个，100 mL 烧杯 2 个，50 mL 烧杯 1 个，玻璃棒 1 个，表面皿 1 个，滤纸 2 张，pH 试纸 2 条，铜丝 1 根，铁片 1 个，铁钉 1 个，锌片 1 个。

2. 试剂药品 H_2SO_4 (1 mol · L^{-1}，3mol · L^{-1})，HCl (0.1 mol · L^{-1})，NaOH (6 mol · L^{-1})，$NH_3 \cdot H_2O$ (6 mol · L^{-1})，$FeCl_3$ (0.1 mol · L^{-1})，$FeSO_4$ (0.1 mol · L^{-1})，$CrCl_3$ (0.1 mol · L^{-1})，$K_2Cr_2O_7$ (0.1 mol · L^{-1})，KBr (0.1 mol · L^{-1})，$KMnO_4$ (0.1 mol · L^{-1})，KI (0.1 mol · L^{-1})，KCl (饱和)，$CuSO_4$ (0.1000 mol · L^{-1})，$ZnSO_4$ (0.1000 mol · L^{-1})，$SnCl_2$ (0.1 mol · L^{-1})，NaCl (1 mol · L^{-1})，$K_3[Fe(CN)_6]$ (0.1 mol · L^{-1})，$I_2 \cdot H_2O$，$Cl_2 \cdot H_2O$，CCl_4，Na_2SO_3 (0.1 mol · L^{-1})，淀粉溶液，酚酞 (1%)，六次甲基四胺溶液。

【实验步骤】

1. 应用电极电势比较氧化剂或还原剂的相对强弱

(1) 根据实验室准备的试剂：H_2SO_4 (1 mol · L^{-1})，CCl_4 (作萃取剂)，KBr (0.1 mol · L^{-1})，KI (0.1 mol · L^{-1})，$FeCl_3$ (0.1 mol · L^{-1})，$KMnO_4$ (0.1 mol · L^{-1})。设计实验证明 I^-的还原能力大于 Br^-的还原能力。

(2) 根据实验室准备的试剂：$I_2 \cdot H_2O$，$KMnO_4$ (0.1 mol · L^{-1})，CCl_4，$FeSO_4$ (0.1 mol · L^{-1})，$SnCl_2$ (0.1 mol · L^{-1})。设计实验证明 $KMnO_4$的氧化能力大于 I_2 的氧化能力。

写出以上反应的现象及有关反应式，并总结氧化剂、还原剂的强弱与电极电势大小的关系。

2. 用电极电势解释下列现象

(1) 在试管中加入 2 滴 KI (0.1 mol · L^{-1}) 溶液，再依次加入 2 mL H_2O，2 滴淀粉溶液，几滴 $Cl_2 \cdot H_2O$，振荡后观察现象。

(2) 把上述溶液分成两份，一份加入 $Cl_2 \cdot H_2O$ 至溶液颜色发生变化为止。另一份加入 Na_2SO_3 溶液，观察并记录现象。

(3) 根据以下电极电势解释上述实验发生的现象，并写出反应方程式。说明 I_2 在这两个反应中的作用。

$$SO^{2-}{}_4 + 4H^+ + 2e^- = H_2SO_3 + H_2O \qquad E = +0.17V$$

$H_2SO_3 + 4H^+ + 4e^- = S + 3H_2O$　　$E = +0.45V$

$I_2(S) + 2e^- = 2I^-$　　$E = +0.535V$

$2IO_3^- + 12H^+ + 10e^- = I_2 + 6H_2O$　　$E = +1.20V$

$Cl_2 + 2e^- = 2Cl^-$　　$E = +1.36V$

3. 原电池　取 2 只 50 mL 烧杯，往一只烧杯中加入 30 mL $ZnSO_4$ 溶液，插入连有铜导线的锌片，往另一只烧杯中加入 30 mL $CuSO_4$ 溶液，插入连有铜导线的铜片，用盐桥把 2 只烧杯中的溶液连通，即组成了原电池。

取一张滤纸放在表面皿上并以 NaCl 溶液润之，再加入 1 滴酚酞指示剂。将上述原电池两极上的铜导线的两端隔开一段距离并均与滤纸接触（见图 3-4）。数分钟后，观察滤纸上导线接触点附近颜色的变化。试写出电解池两电极上的反应，并说明导线接触点附近颜色变化的原因。

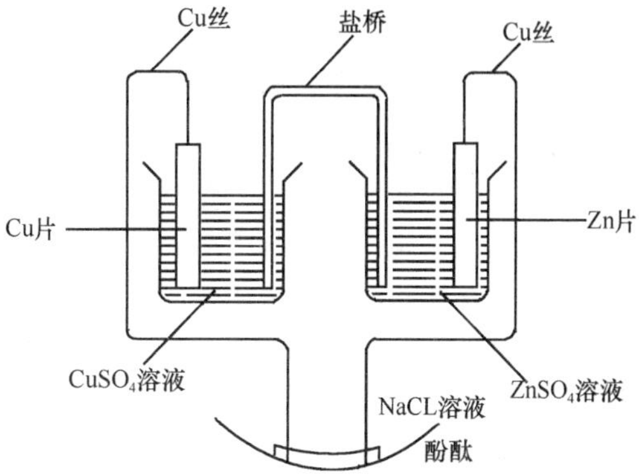

图 3-4　原电池及其检测装置

4. 原电池电动势的测定　按下列所示装置原电池，用酸度计测定其电动势，共测两次，分别记录数据，取其平均值为 Cu-Zn 原电池的电动势值。

$$Zn|ZnSO_4(0.1000\ mol \cdot L^{-1}) \parallel CuSO_4(0.1000\ mol \cdot L^{-1})|Cu$$

5. 电极电势的测定及影响电极电势的因素

(1) Zn^{2+}/Zn 电极电势的测定：按下列所示装置原电池，将 Zn 片和甘汞电极插入 $ZnSO_4$ ($0.1000\ mol \cdot L^{-1}$) 溶液中，组成一个 Zn-Hg 原电池，测其电动势，记录测定的数值及实验时的室温 t ℃，然后计算 Zn^{2+}/Zn 的电极电势。

饱和甘汞电极的电极电势：E(甘汞)=0.2410V-0.00065(t-25) V

$$Zn|ZnSO_4(0.1000\ mol \cdot L^{-1}) \parallel KCl(饱和)|Hg_2Cl_2(s)|Hg(Pt)$$

(2) Cu^{2+}/Cu 电极电势的测定：按下列所示装置原电池，即将 Cu 片和甘汞电极插入 $CuSO_4$ ($0.1000\ mol \cdot L^{-1}$) 溶液中，组成一个 Hg-Cu 原电池，测其电动势，记录测定的数值及实验时的室温 t ℃，然后计算

Cu^{2+}/Cu 的电极电势。

$$(Pt)Hg|Hg_2Cl_2(s)|KCl(饱和) \parallel Cu^{2+}(0.1000\ mol \cdot L^{-1})|Cu$$

(3) 浓度对电极电势的影响：取出甘汞电极，在 $CuSO_4$ 溶液中缓缓倒入 $NH_3 \cdot H_2O$ ($6\ mol \cdot L^{-1}$)，并不断搅拌至生成沉淀又溶解（即生成深蓝色溶液：$Cu^{2+} + 4NH_3 = [Cu(NH_3)_4]^{2+}$）为止。测量此时的电动势，并计算此时 Cu^{2+}/Cu 的电极电势。

(4) 溶液 pH 对电极电势的影响：按下列所示装置原电池，测量该原电池的电动势。然后用稀 H_2SO_4 溶液调节 $Cr_2O_7^{2-}$ 溶液的 pH 为 1（溶液呈橙红色），测定此时原电池的电动势。再用 NaOH 溶液调节 $Cr_2O_7^{2-}$ 溶液的 pH 为 7（溶液呈黄色），再测量原电池的电动势。

根据测定结果，分别计算 $Cr_2O_7^{2-}/Cr^{3+}$ 在不同介质中的电极电势值。

C（石墨）| Fe^{3+} ($0.10\ mol \cdot L^{-1}$)，Fe^{2+} ($0.10\ mol \cdot L^{-1}$) ‖ H^+ ($0.0010\ mol \cdot L^{-1}$)，$Cr_2O_7^{2-}$ ($0.10\ mol \cdot L^{-1}$)，Cr^{3+} ($0.10\ mol \cdot L^{-1}$)|C（石墨）

6. 金属腐蚀与防护

(1)腐蚀原电池的形成：取纯锌一小块，放入装有 2~3 mL 0.1 mol · L^{-1} HCl 溶液的试管中，观察现象。再取一根铜丝插入试管内与锌块接触，观察现象（ 注意气泡发生的地方 ）。写出反应式并加以解释。

(2)差异充气腐蚀：向用砂纸磨光的铁片上滴 1~2 滴自己配制的溶液（1mL NaCl + 2 滴 $K_2[Fe(CN)_6]$ + 2 滴 1% 酚酞溶液），观察现象，静置约 3~5 min 后再仔细观察液滴不同部位所产生的颜色，为什么？写出有关反应式。

(3)金属腐蚀的防护

1)缓蚀剂法：在 2 支试管中各加入 2 mL HCl 溶液，并各加入 2 滴 $K_3[Fe(CN)_6]$ 溶液，再向其中一试管中加入 10 滴六次甲基四胺，另一试管中加入 10 滴水（ 使两试管中 HCl 浓度相同 ）。选表面积约相等的两枚小铁钉，用水洗净后同时投入上述两试管中，静置一段时间后观察现象，并比较两试管中蓝色出现的快慢与深浅。

2)阴极保护法：将一条滤纸放置于表面皿上，并用自己配制的腐蚀液润湿。将两枚铁钉隔开一段距离放置于润湿的滤纸片上，并分别与 Cu-Zn 原电池正负极相连。静置一段时间后，观察有何现象并加以解释。

【注意事项】

如果在标定过程中操作失误或按键按错而使仪器测量不正常，可关闭电源，按住“确认”键后再开启电源，使仪器恢复初始状态。然后重新标定。

【思考题】

(1)如何通过实验比较下列物质氧化性或还原性的强弱？

1)I_2，Br_2，Cl_2 和 Fe^{3+} 离子； 2)Cl^-，Br^-，I^- 和 Fe^{2+} 离子。

(2)如何确定原电池的正负极？Cu-Zn 原电池的两溶液间为什么必须加盐桥？

(3)为什么含杂质的金属较纯金属易被腐蚀？简述防止金属腐蚀的一般原理？

实验二十三 化合物分子模型的设计

一、无机物分子模型的设计

【实验目的与要求】

(1)掌握根据杂化轨道理论判断分子或基团的空间构型；

(2)掌握根据价层电子对互斥理论判断一些非过渡元素共价化合物分子的空间构型；

(3)熟悉制作某些晶体或分子结构模型。

【实验指导】

1. 杂化轨道理论 杂化轨道理论认为：为了增强成键能力，在成键过程中，由于原子间的相互影响，中心原子参加成键的几个能量相近的原子轨道重新进行组合，形成能量、形状和方向与原轨道不同的新的原子轨道。这种在同一原子中原子轨道重新组合的过程，称为原子轨道的杂化，杂化后所形成的新的原子轨道称为杂化轨道。杂化前后原子轨道的数目不变，但原子轨道在空间的伸展方向发生了改变。杂化轨道更有利于原子轨道间最大程度重叠，增强成键能力。

杂化轨道之间力图在空间以最大夹角分布，使相互间排斥能最小，形成的键最稳定。

不同的杂化轨道形成的分子，空间构型不同：sp 杂化，空间构型为直线形；sp^2 杂化，空间构型为平面三角形；sp^3 杂化，空间构型为四面体形；dsp^2 杂化，空间构型为平面正方形；sp^3d(或 dsp^3)杂化，空间构型为三角双锥形；sp^3d^2（或 d^2sp^3）杂化，空间构型为八面体形。

等性杂化：由原子轨道组合成一组能量相等的杂化轨道的杂化过程，称为等性杂化。一般说来完全由含有未成对电子的原子轨道或完全由空的原子轨道参与的杂化都是等性杂化。如 CH_4 中 C 原子采取 sp^3 等性杂化，杂化轨道中所含各种原子轨道成分都相等，所以 CH_4 的空间构型为四面体形(见图 3-5A)。

不等性杂化：如果原子轨道杂化后得到的一组杂化轨道的能量不完全相同，这种杂化称为不等性杂化。含有孤对电子的原子轨道参与的杂化都是不等性杂化。如 NH_3 中 N 原子采取 sp^3 不等性杂化，杂化轨道中所含各种原子轨道成分不相等，所以 NH_3 的空间构型为三角锥形(见图 3-5B)。

2. 价层电子对互斥理论　AX_m 型的分子或离子中，中心原子 A 的价层电子对之间尽可能互相远离，这样电子对之间静电斥力小，体系趋于稳定。

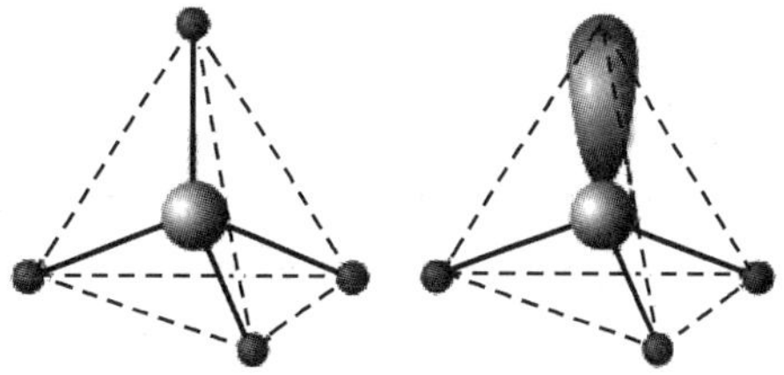
A　　B

图 3-5　CH_4 和 NH_3 的空间构型

中心原子 A 的价层电子对数为 2，空间构型为直线形；价层电子对数为 3，空间构型为平面三角形；价层电子对数为 4，空间构型为四面体(图 3-5)；价层电子对数为 5，空间构型为三角双锥(图 3-6A)；价层电子对数为 6，空间构型为八面体(图 3-6B)；价层电子对数为 7，空间构型为五角双锥。

中心原子A的价层电子对数

$$=\frac{1}{2}\begin{pmatrix}\text{A原子原有的价层电子数}+\text{X原子按都生成共价单键提供的电子数}\\ \pm\text{离子的电荷数}\end{pmatrix}$$

$$=\sigma\text{键电子对数}+\text{未参与成键的孤对电子对数}$$

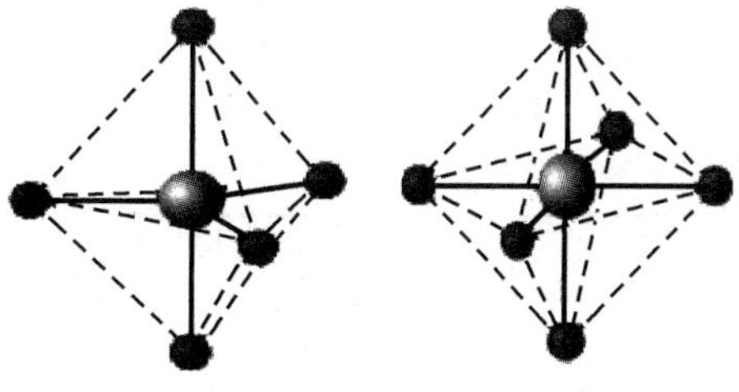
A　　B

图 3-6　三角双锥和八面体

规定 X 原子为氧族元素时不提供电子。AX_m 若是阴离子，则加上阴离子电荷数，若为阳离子则减去阳离子电荷数。

中心原子 A 的价层电子对之间的斥力大小顺序为：

孤对电子–孤对电子＞孤对电子–成键电子对＞成键电子对–成键电子对。

在各种理想的空间构型排布中，电子对之间的夹角通常有 90°，120°，180°等几种。电子对之间的夹角越小，静电斥力就越大，所以只需考虑 90°夹角间的静电斥力。如果某个 AX_m 的分子或离子有几种可能的空间构型，那么到底哪一种空间构型是最稳定的空间构型呢？首先考虑 90°的孤对电子–孤对电子的数目，越少，其静电斥力就越小，这种空间构型就越稳定；如果 90°的孤对电子–孤对电子的数目相同，再考虑 90°的孤对电子–成键电子对数目，越少，其静电斥力就越小，这种空间构型就越稳定；如果 90°的孤对电子–成键电子对的数目也相同，再考虑 90°的成键电子对–成键电子对数目，越少，其构型中的静电斥力就越小，这种空间构型就越稳定。

【仪器材料与试剂药品】　凯库勒球棍模型 1 盒，内装黑球、白球、红球、绿球、蓝球(或黄球)若干，直形铁棍 1 捆，弧形铁棍若干。

【实验步骤】

1. 根据杂化轨道理论写出表 3-3 中分子或基团的空间构型

表 3-3 杂化类型与分子或基团的空间构型

种类	$BeCl_2$	BF_3	CCl_4	NH_3	H_2O	$[Fe(H_2O)_6]^{3+}$
杂化类型	sp	sp^2	sp^3	sp^3 不等性杂化	sp^3 不等性杂化	sp^3d^2
杂化轨道的夹角						
分子的几何构型						

2. 根据价层电子对互斥理论写出一些非过渡元素共价化合物分子的空间构型。

(1) 根据价层电子对互斥理论写出表 3-4 中心原子的价层电子对排布及电子对之间的夹角。

表 3-4 中心原子的价层电子对排布及电子对之间的夹角

中心原子价层电子对数	价层电子对排布	电子对之间的夹角
2	直线形	180°
3		
4		
5		
6		

(2) 根据价层电子对互斥理论做出下列分子或离子可能存在的构型，找出最稳定的构型，按表 3-5 的格式书写。

1) 四氟化硫 SF_4 和四氯化碲 $TeCl_4$ 任选一种。

2) 三氟化溴 BrF_3 和三氟化氯 ClF_3 任选一种。

3) 四氯合碘离子 ICl_4^- 和四氟化氙 XeF_4 任选一种。

4) 碘三离子 I_3^- 和二氟化氙 XeF_2 任选一种。

表 3-5 分子或离子可能存在的构型及最稳定的构型

可能的构型	(1)	(2)	(3)	最稳定构型(标序号)
90°孤对-孤对排斥作用数				
90°孤对-成键排斥作用数				
90°成键-成键排斥作用数				
分子空间构型(画图)				

【注意事项】

(1) 实验前一定要预习教材有关分子结构知识。

(2) 某些无法用球棍做的分子构型，可以用纸和竹签代替。

【思考题】

(1) 排出表 3-6 中各物质的电子对数与稳定构型

表 3-6　一些物质的电子对数与最稳定构型

实例	价层电子对数	成键电子对数	孤对电子对数	最稳定构型（语言叙述，不用画图）
$SnCl_2$				
NF_3				
PCl_5				
AsO_4^{3-}				
SF_6				
IF_5				
NH_4^+				
IO_3^-				
SO_4^{2-}				
NO_2^-				

(2) 顺-二氯二氨合铂（俗称顺铂）是常用的铂类配合物抗癌药物，反-二氯二氨合铂（俗称反铂）没有抗癌作用。请画出顺铂和反铂的分子构型。

二、有机物分子模型实验的设计

【实验目的和要求】

(1) 掌握立体异构现象，从而理解有机化合物结构与性质的关系；

(2) 熟悉有机分子立体结构的表示方法。

【实验指导】　有机物分子模型实验是用模型来表示分子内各种化学键之间的正确角度，不过不能准确地表示原子的相对大小或原子核间精确距离，但是它们能帮助我们辨别在分子中原子的各种可能的排列，并可以假定分子的各种形状。

有机分子同分异构现象包括构造异构、构象异构和构型异构。

1. 构造异构　构造异构是由于原子或基团在分子中的连接次序和方式不同引起的，它包括骨架异构、官能团位置异构、官能团异构和互变异构。例如：正丁烷和异丁烷属于骨架异构；1-丁烯与 2-丁烯是官能团位置异构；乙醇与甲醚是官能团异构；乙酰乙酸乙酯与 3-羟基-2-丁烯酸乙酯是互变异构体。骨架异构体和官能团位置异构体有相似的化学性质，而官能团异构体在性质上有很大差别。构造式可用结构简式和键线式表示，如 2-甲基戊烷的构造式如图 3-7 所示。

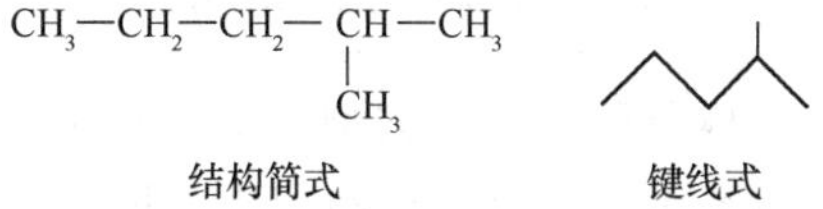

结构简式　　键线式

图 3-7　2-甲基戊烷的构造式

2. 构象异构　构象异构是共价键分子的部分绕单键旋转而造成原子或基团在空间的位置不同引起的。例如乙烷分子由于 C—C σ 键旋转可能存在无数种构象，但它有两种极限形式，即重叠式与交叉式，其中交叉式能量最低，最稳定；重叠式能量最高，最不稳定。分子构象的表达式称为构象式。构象式常用锯架式和纽曼（Newman）投影式表示。锯架式是从斜侧面观察分子模型，而纽曼投影式是在碳碳键轴的延长线上观察模型。在纽曼投影式中，距观察者较远的碳原子用圆圈表示，圆圈上向外伸展的三条直线，分别表示这个碳原子上的三个 C—H σ 键；而三条相交直线则表示距观察者较近的碳原子上的三个 C—H σ 键，这三条直线的交点为碳原子，在同一碳原子上的三个 C—H σ 键在投影式中互为 120°，如乙烷的重叠式构象如图 3-8 所示。

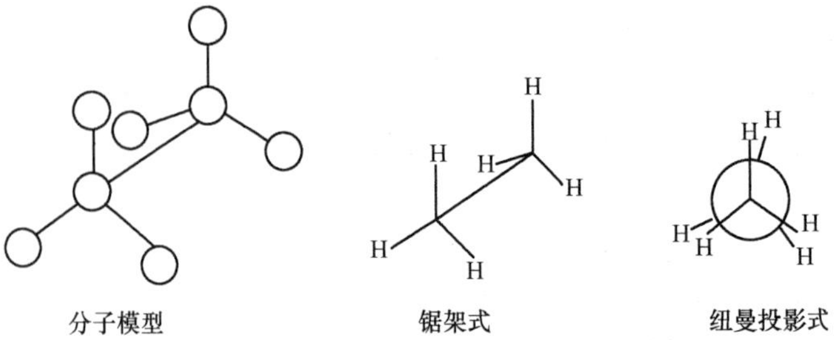

图 3-8　乙烷的重叠式构象表示方法

3. 构型异构　构型异构是由于原子或基团在分子中空间排列不同引起的，它包括对映异构与顺反异构。对映异构是由于连接于同一碳原子上的四个不同的原子或基团在空间有两种不同的排列，这两种不同的排列产生的构型异构体具有物质与镜像的关系而又不能重合的性质，所以叫对映体。对映体具有以相反方向转动平面偏振光的物理性质，因此又称旋光异构体。在对映体中连有四个不同原子或基团的碳原子叫不对称碳原子或手性碳原子。对映异构体可用透视式和费歇尔(Fischer)投影式表示。书写透视式时，把手性碳原子放在纸平面上，与手性碳原子相连的四个共价键，处于纸平面上的键，用细实线表示；伸向纸平面前方的键，用楔形实线或粗实线表示；伸向纸平面后方的键，用虚线表示。书写费歇尔投影式时，含手性碳原子的主链直立，编号最小的基团放在上端；十字交叉点代表手性碳原子；手性碳原子的两个横向键所连的原子或基团表示伸向纸平面的前方，两个竖立键所连的原子或基团表示伸向纸平面的后方，如乳酸的一个构型异构体可用图 3-9 表示。

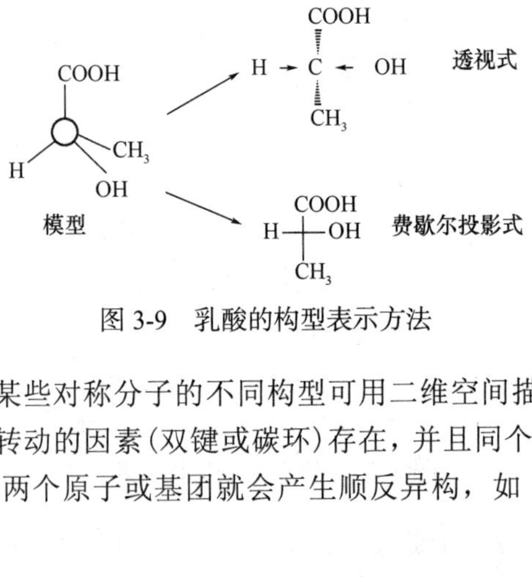

图 3-9　乳酸的构型表示方法

与不对称分子不同，某些对称分子的不同构型可用二维空间描述，顺反异构体就属于此类。凡是有限制单键自由转动的因素(双键或碳环)存在，并且同个双键碳原子或碳环上的同一个碳原子上连有不同的两个原子或基团就会产生顺反异构，如 2-丁烯的顺反异构体，如图 3-10 表示。

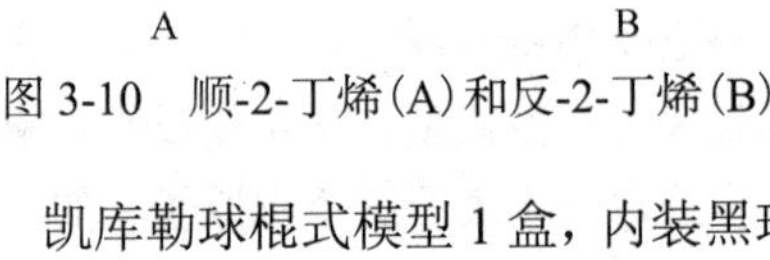

图 3-10　顺-2-丁烯(A)和反-2-丁烯(B)

【仪器材料与试剂药品】　凯库勒球棍式模型 1 盒，内装黑球、白球、红球、绿球、蓝球(或黄球)若干，直形铁棍 1 捆，弧形铁棍若干。

【实验步骤】

1. 构造异构体　每个学生按指导教师的布置完成下列题目中的 2～3 个，将结果写于表 3-7 中。

(1) 做出所有丁烷(C_4H_{10})的构造异构体分子模型。

(2) 做出所有符合分子式 C_3H_8O 的醇和醚的构造异构体分子模型。

(3) 做出所有符合分子式 C_4H_8 的烯烃和环烷烃的构造异构体分子模型。

(4) 做将一个溴原子导入 2-溴丁烷所生成的全部二溴丁烷($C_4H_8Br_2$)构造异构体分子模型。

(5) 做出所有己烷(C_6H_{14})的构造异构体分子模型。

表 3-7　构造异构体

分子式	所有的构造异构体(用结构简式和键线式表示)

2. 构象异构体　每个学生按指导教师的布置完成下列题目中的 2～3 个，将结果写于表 3-8 中。

表 3-8　构象异构体

<table>
<tr><td rowspan="2">乙烷
（纽曼投影式）</td><td colspan="2">重叠式：</td><td colspan="2">交叉式：</td></tr>
<tr><td colspan="2">稳定次序：</td><td colspan="2">原因：</td></tr>
<tr><td rowspan="2">正丁烷
（纽曼投影式）</td><td>全重叠式：</td><td>邻位交叉式：</td><td>部分重叠式：</td><td>对位交叉式：</td></tr>
<tr><td colspan="4">优势构象：</td></tr>
<tr><td rowspan="2">环己烷
（透视式）</td><td colspan="2">船式：</td><td colspan="2">椅式
（标明 a 键和 e 键）：</td></tr>
<tr><td colspan="4">优势构象：</td></tr>
<tr><td>1，4-二甲基环己烷
（透视式）</td><td colspan="2">顺式椅式：</td><td colspan="2">反式椅式优势构象：</td></tr>
</table>

(1) 乙烷构象：做乙烷分子模型，旋转 C—Cσ 键，使成两种极限形式，观察受力情况，画出纽曼投影式，并指出哪个能量高，哪个能量低，说明原因。

(2) 丁烷的构象：做丁烷的分子模型，旋转 C_2—C_3 单键，使他们分别成为全重叠式、邻位交叉式、部分重叠式和对位交叉式，分别画出纽曼投影式，并指出哪个是优势构象。

(3) 环己烷构象：做环己烷分子模型，扭成椅式和船式构象，注意观察六个碳是否在同一平面上，另外注意观察：

1) 在船式构象中，船头 C_1 和船尾 C_4 上两个氢原子距离如何？然后观察 C_2 与 C_3 上 C—H σ 键、C_5 与 C_6 上 C—H σ 键是否为重叠式构象，画出船式构象的透视式。

2) 在椅式构象中，每一对相邻碳原子上 C—H σ 键是否类似乙烷的交叉式构象。注意在椅式构象中，a 键和 e 键的分布及朝向。把 6 个 a 键上的白球换成红球以便区别。然后朝上扭转椅子腿，得到船式构象，再朝下扭转椅子背，得到另一个椅式构象。观察原来的 a 键是否变成 e 键？画出椅式构象的透视式，并标明 a 键和 e 键。

(4) 1，4-二甲基环己烷的构象：用一个彩色球代替甲基，组成 1，4-二甲基环己烷的顺、反异构体的椅式构象，此时甲基在 a 键还是在 e 键？扭转得另一椅式构象，此时甲基在 a 键还是 e 键？哪个是优势构象？画出顺、反异构体两个椅式构象的优势构象，用透视式表示。

3. 构型异构体

(1) 顺反异构：每个学生按指导教师的布置完成下列题目中的 2～3 个，将结果写于表 3-9 中。

1) 2-丁烯：做 2-丁烯的分子模型，把任一碳上的氢与甲基互换位置(注意这里用一个彩色球表示甲基)，得另一构型的 2-丁烯。观察二者能否重合?分别画出平面投影式，并用顺/反命名法命名。

2) 1，2-二氯丙烯：做两种构型的 1，2-二氯丙烯分子模型。观察二者能否重合?分别画出平面投影式，并用 *Z*/*E* 命名法命名。

3) 1，2-二溴乙烯：做两种构型的 1，2-二氯乙烯分子模型。观察二者能否重合?分别画出平面投影式，注明顺/反及 *Z*/*E* 式。

4) 丙烯：组成丙烯分子模型，将一个碳上的甲基与一个氢换个位置，观察二者能否重合，丙烯分子是否存在顺反异构体？

(2) 对映异构：凡是有手性的分子一般有旋光性，对映异构体的数目一般为 2^N，其中 N 为不相同的手性碳原子的数目。指导教师给学生布置下面 2～3 个内容，将结果写于表 3-9 中。

表 3-9 构型异构体

顺反异构 (平面投影式)	
对映异构 (费歇尔投影式)	

1) 乳酸(2-羟基丙酸)：做乳酸分子模型。用一个黑球代表手性碳原子，黄、红、蓝、白球分别代表—CH_3、—COOH、—OH 与 H 原子，将他们连在碳原子上，即得一种构型的乳酸。试画出其费歇尔投影式，并用 *D*、*L* 命名法命名。观察这个模型有无对称面与对称中心？作另一构型的乳酸分子，与上面构型比较，看二者是否重合？

2) 2-溴丁烷分子：做 2-溴丁烷分子模型。用一个黑球代表手性碳原子，红、黄、绿、白球分别代表—CH_3、—C_2H_5、Br 与 H 原子。试画出其费歇尔投影式，标明 *R*、*S* 构型。如果将任意两个原子或基团互换一下，得到的分子是 *R* 构型还是 *S* 构型？

3) 2，3-二溴丁烷：做 2，3-二溴丁烷分子模型。2，3-二溴丁烷分子中有两个手性碳原子，似乎有四种异构体，分别做出这四个分子模型，然后看其中哪两个能重合？试画出其费歇尔投影式，然后用 *R*、*S* 命名法命名。

【注意事项】

(1) 在分子模型实验中，可用不同的硬塑球代表不同种类的原子或基团。一般规定碳原子为黑色，氢原子为白色，氧原子为红色，氯原子为绿色。但这也不是绝对的，在实际中要保证碳原子为黑色，氢原子为白色就可以，其他的原子或基团可用彩色球代替，但有一点需要注意，即表示不同的原子或基团需要用不同颜色的球，而同一种原子或基团必须用同样颜色的球表示。

(2) 用直形铁棍表示单键，弧形铁棍表示双键。所用的硬塑球上的孔数必须符合共价键的数目，从而使各种不同的原子能形成反应产物的分子。由于原子能形成一个以上的共价键，各孔间的角度应与原子的标准键角相符合，如表示烷烃的碳原子各孔间的夹角应为 109°28′，烯烃的双键碳原子上各孔间夹角应为 120°。

【思考题】

(1) 四个碳原子以上的直链烷烃为什么空间排布绝大多数呈现锯齿状？

(2) 为什么萘分子是平面结构，而十氢化萘却不是平面结构？

(3) 乙二醇分子的构象中哪种构象为优势构象，为什么？

实验二十四 醋酸电离常数测定

【实验目的与要求】

(1) 使学生掌握测醋酸电离常数原理与方法；

(2) 锻炼学生自主设计实验、独立完成实验的能力；

(3) 培养学生科学研究兴趣。

【实验指导】 醋酸(CH_3COOH 可简写为 HAc)是一元弱酸，在溶液中存在电离平衡 $HAc \rightleftharpoons H^+ + Ac^-$，达到平衡时 $K_a = [H^+][Ac^-]/[HAc]$。求出平衡时 H^+、Ac^-和 HAc 三种物质的浓度，即可求出醋酸的电离常数 K_a。测定醋酸电离常数的方法有很多种，有电导率法、pH 法、电位滴定法等。

【仪器材料与试剂药品】 自行选择实验用药品、材料、仪器设备。

【实验步骤】 请你设计一个实验醋酸的 K_a，要求如下：

(1) 查找资料，设计测定醋酸的 K_a 的方法，明确所用仪器及试剂药品。

(2) 测定醋酸的 K_a。

(3) 完成实验报告(实验原理、实验步骤、结果与讨论)。

【注意事项】

(1) 实验前要将自己的设计方案给指导教师，审核后方可进实验室完成实验。

(2) 实验所用的仪器、材料、药品尽量用实验室已有的。

【思考题】

(1) 你是如何设计本实验、准备本实验所需的药品、仪器的？

(2) 除你选择的方法，还有哪些方法测醋酸电离常数？

参考资料 1：电导率法测定醋酸电离常数

【实验目的与要求】

(1) 掌握电导率法测定弱电解质电离常数的方法；

(2) 熟悉移液管和滴定管的使用方法；

(3) 了解电导率仪的使用方法。

【实验指导】

1. 实验原理 一元弱酸的电离平衡常数 K_a 和电离度 σ 之间有一定的关系。例如醋酸溶液：

	HAc ⇌	H^+ +	Ac^-
起始时浓度 $(mol \cdot L^{-1})$	c	0	0
平衡时浓度 $(mol \cdot L^{-1})$	$c-c\alpha$	$c\alpha$	$c\alpha$

$$K_a= [H^+][Ac^-]/[HAc]= c\alpha^2/(1-\alpha) \tag{3-3}$$

电离度 α 可通过测定溶液的电导率来求得，从而求得电离常数 K_a。

导体导电能力的大小通常以电阻 R 或电导 L 来表示，L 的倒数为 R。和金属导体一样，电解质溶液的电阻也符合欧姆定律。温度一定时，两极间溶液的电阻与两极间距离 l 成正比，而与电极面积 A 成反比。

$$R= \rho l/A \tag{3-4}$$

ρ 称为电阻率，它的倒数称为电导率，以 χ 表示，$\chi=1/\rho$，单位为 $\Omega^{-1} \cdot cm^{-1}$。将 $R= \rho l/A$，$\chi=1/\rho$ 代入 $L= 1/R$，则可得到：

$$L=\chi A/l \text{ 或 } \chi=L\ l/A \tag{3-5}$$

电导率 χ 表示放在相距 1 cm，面积为 1 cm^2 的两个电极之间溶液的电导。l/A 称为电极常数或电导池常数，因为在电导池中，所用的电极距离和面积是一定的，所以对某一电极来说，l/A 为常数。

在一定温度下，同一电解质不同浓度的溶液的电导与两个变量有关，即溶解的电解质总量和溶液的电离度。如把含 1 mol 的电解质溶液放在相距 1 cm 的两平行电极间，这时无论怎样稀释，溶液的电导只与电解质的电离度有关，在这个条件下测得的电导称为该电解质的摩尔电导，用 λ 表示。则 λ 与 χ 的关系为：

$$\lambda=\chi V=\chi 1000/c \tag{3-6}$$

式中 V 为 1mol 的电解质溶液体积 (mL)，c 为溶液浓度。对于弱电解质来说，在无限稀释时，可看作完全电离，这时可用 λ_∞ 表示它的摩尔电导。在一定温度下弱电解质的 λ_∞ 是一定的，HAc 在 25 ℃时 λ_∞ 为 390.7。

对于弱电解质来说，某浓度时的电离度等于该浓度时的 λ 与 λ_∞ 之比：

$$\alpha = \lambda / \lambda_\infty \tag{3-7}$$

将式 (3-7) 代入式 (3-3) 中，再由实验测定浓度为 c 的醋酸的电导率 χ 后，根据式 (3-6) 求出 λ，即可求得 K_a。

醋酸溶液的总浓度 c 可用标准 NaOH 溶液滴定测得，其原理如下：

$$NaOH + HAc = NaAc + H_2O$$

化学计量点时：$c_{HAc} \times V_{HAc} = c_{NaOH} \times V_{NaOH}$，即

$$c_{HAc} = \frac{c_{NaOH} \times V_{NaOH}}{V_{HAc}} \tag{3-8}$$

用酚酞做指示剂，当溶液颜色由无色变至粉红色，30 秒不褪色即为滴定终点。

2. DDS-304 电导率仪

(1) DDS-304 电导率仪结构：DDS-304 电导率仪器结构见图 3-11。

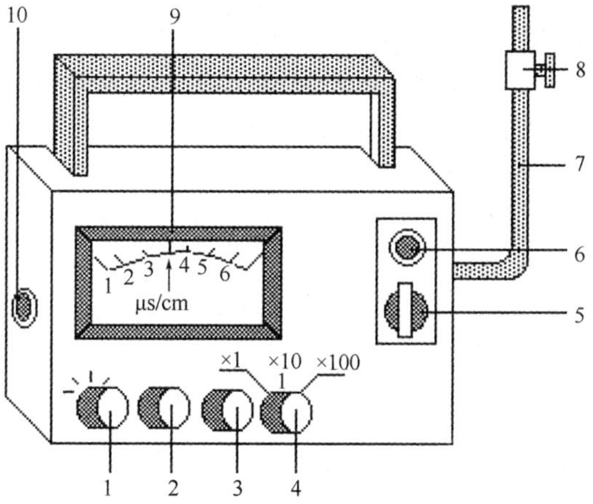

图 3-11 DDS-304 电导仪示意图

1. 温度补偿调器；2. 电极常数补偿调节器；3. 校准调节器；4. 量程选择开关；5. 电极插座；6. 交、直流转换开关；7. 电极支架；8. 固定圈；9. 指示电表；10. 外接电源插座

(2)DDS-304 电导率仪使用方法

1)电源选择：若用直流供电，装上干电池，并将[开关 6]扳在“内接”处；若用交流供电，将[开关 6]扳在“外接”处，外接电源插头插入相应的插口，并接通外接稳压电源。

2)电极安装与使用：按被测介质电阻率或电导率的高低，选择不同的电极常数，见表 3-10。

表 3-10 不同电极的电极常数

介质电阻率	1～18.3 MΩ	1～1 MΩ	<1 KΩ
介质电导率	5.5×10^{-8}～1×10^{-6}s	1×10^{-6}～1×10^{-3}s	<1×10^{-3} s
电极常数	0.01	1	10
测试方法	流动测量	任意	任意

3)温度调节：将温度补偿调节器 1 调至介质温度处。

4)电导池常数调节：按照表 3-11 电常数补偿调节器 2 至相应位置。

表 3-11 电极常数

电极	常数	调节位置
DJS-1C	0.95	0.95
DJS-10C	11	1.1
	9.5	0.95
$0.01cm^{-1}$ 钛电极	—	1

5)仪器检查：将量程选择[开关 4]扳到“检查”位置，调节“校准”使电表指示满刻度。

6)量程选择：将量程选择[开关 4]扳到所需的测量档，如预先不知道被测介质电导率的大小，应将其扳在最大电导率档，然后逐渐下降，以防表针打坏。

7)电极安装：安装好电极后，将电极插入介质，为防止电极过低撞及硬物，应先在支架上装固定圈。

8）测量读数：量程选择[开关 4]扳在黑色点的档时，要读表面上行刻度（0～10）；量程选择[开关 4]扳在红色点的档时，要读表面下行刻度（0～3.0）。读数要乘上相应的倍数，并与电导池常数相对应才是被测液的电导率，具体方法见表 3-12。

表 3-12　电导率测量读数

量程	电导率（μs · cm^{-1}）	对应电阻率（Ω·cm）	配套电导电极	电导池常数（cm^{-1}）	量程开关位置	被测介质电导率（μs · cm^{-1}）
1	0～0.1	∞～10^7	钛合金电极	0.01	×0.1 黑	读数×0.4
2	0～0.3	∞～3333K			×0.1 红	读数×0.1
3	0～1	∞～10^6			×1 黑	读数×1
4	0～3	∞～333.3K			×1 红	读数×1
5	0～10	∞～10^5			×10 黑	读数×10
6	0～30	∞～33.33			×10 红	读数×10
7	0～100	∞～10^4			×100 黑	读数×100
1	0～10	∞～10^5	光亮电极	1	×0.1 黑	读数×100
2	0～30	∞～33.33K			×0.1 红	
3	0～100	∞～10^4			×1 黑	
4	0～300	∞～3. 33K			×1 红	
5	0～1000	∞～10^3			×10 黑	
6	0～3000	∞～333.33			×10 红	
7	0～10^4	∞～100			×100 黑	
1	0～100	∞～10^4	铂黑电极	10	×0.1 黑	读数×1000
2	0～300	∞～3.33K			×0.1 红	
3	0～1000	∞～10^3			×1 黑	
4	0～3000	∞～333. 3K			×1 红	
5	0～10^4	∞～100			×10 黑	
6	0～3×10^4	∞～33.33			×10 红	
7	0～10^5	∞～10			×100 黑	

（3）注意事项

1）仪器不用时，应把[开关 6]扳在“外接”位置，并拔下电源插头，切不可置于“内接”位置，以防电池耗电。

2）若“温度”置于 25 ℃，常数置于“1”，“量程”置于“检查”，当调节“校准”时指示不能调到满度，则应更换电池。

3）电导率极低的水，应用 0.01 常数的钛电极。

【仪器材料与试剂药品】

1. 仪器材料　电导率仪 1 台，50 mL 碱式滴定管 1 支，50 mL 酸式滴定管 2 支，250 mL 锥形瓶 3 只，50 mL 烧杯 6 只，玻璃搅拌棒 1 根。

2. 试剂药品　0.1 mol · L^{-1} HAc 溶液（待标定），0.1000 mol · L^{-1} NaOH 溶液（已标定），酚酞指示剂。

【实验步骤】

1. HAc 溶液浓度的测定 分别用 25 mL 移液管精密移取 25.00 mL 0.1 mol · L^{-1} HAc 溶液 3 份于 3 只锥形瓶中，各加入 2 ~3 滴酚酞指示剂，用碱式滴定管中的 0.1000 mol · L^{-1} NaOH 溶液滴定至锥形瓶中的溶液由无色变至粉红色，30 秒不褪色即为滴定终点，记录 NaOH 溶液消耗的体积，平行三次实验，计算 HAc 溶液的平均浓度(见表 3-13)。

表 3-13 HAc 溶液浓度的测定

锥形瓶号	V_{HAc}(mL)	V_{NaOH}(mL)	c_{HAc}(mol · L^{-1})	$\bar{c}_{HAc}$ (mol · L^{-1})
1	25.00			
2	25.00			
3	25.00			

2. 配制不同浓度的醋酸溶液 将 5 只烘干的 50 mL 烧杯编成 1~5 号。在 1 号烧杯中，用标有“HAC”的滴定管准确放入 48.00 mL 0.1mol · L^{-1} HAc 溶液。在 2 号烧杯中，用标有“HAc”的滴定管准确放入 24.00 mL 0.1mol · L^{-1} HAc 溶液，再用另一支标有“H_2O”滴定管准确放入 24.00 mL 蒸馏水。用同样方法配制成不同浓度的 HAc 溶液(见表 3-14)。

3. 用电导率仪测定 1～5 号 HAc 溶液的电导率 χ，计算出 λ 和 α，并求出 Hac 的 K_a 和五次结果的平均值 $\overline{K}_a$，将结果填在表 1 中。

表 3-14 不同浓度的 HAc 溶液配制方法及结果

烧杯号	1	2	3	4	5
V_{HAc} (mL)	48.00	24.00	12.00	6.00	3.00
V_{H_2O} (mL)	0.00	24.00	36.00	42.00	45.00
c_{HAc}(mol · L^{-1})					
x(Ω^{-1} · cm^{-1})					
λ					
α					
K_a					

$\overline{K}_a$ =

【注意事项】 测定 HAc 溶液的电导率时，溶液的浓度要由稀到浓，即测定顺序为 5 号到 1 号 HAc 溶液。

【思考题】

(1) 电解质溶液导电的特点是什么？

(2) 弱电解质溶液的电离度与哪些因素有关？

(3) 测定 HAc 溶液的电导率时，溶液的浓度为什么要由稀到浓？

参考资料 2：pH 法测定醋酸的电离常数

【实验目的与要求】

(1) 掌握 pH 法测定醋酸的电离常数的方法，加深对电离度的理解；

(2) 学习正确使用 pH 计。

【实验指导】

1. 实验原理 醋酸(CH_3COOH 可简写为 HAc)是弱电解质，在溶液中存在如下电离平衡：

	HAc	$\rightleftharpoons$	H^+	+	Ac^-
起始时浓度(mol · L^{-1})	c		0		0

平衡时浓度（$mol \cdot L^{-1}$）　　　[HAc]　　　$[H^+]$　　　$[Ac^-]$

$$K_a = [H^+][Ac^-]/[HAc] \tag{3-9}$$

其中$[H^+]$、$[Ac^-]$和[HAc]分别为 H^+、Ac^-、HAc 的平衡浓度，K_a为电离常数。

$[Ac^-]=[H^+]$、$[HAc]= c-[H^+]$。在一定温度下可用pH计测出醋酸溶液的pH，再根据$pH= -lg[H^+]$关系式计算出$[H^+]$，醋酸溶液的总浓度 c 可用标准 NaOH 溶液滴定测得，代入 K_a 计算式（3-9）便可计算出该温度下的 K_a 值。

$$醋酸的电离度：\alpha = [H^+]/ c \tag{3-10}$$

2. pHS-25 型数显酸度计

（1）pHS-25 型数显酸度计结构 pHS-25 型数显酸度计结构见图 3-12。

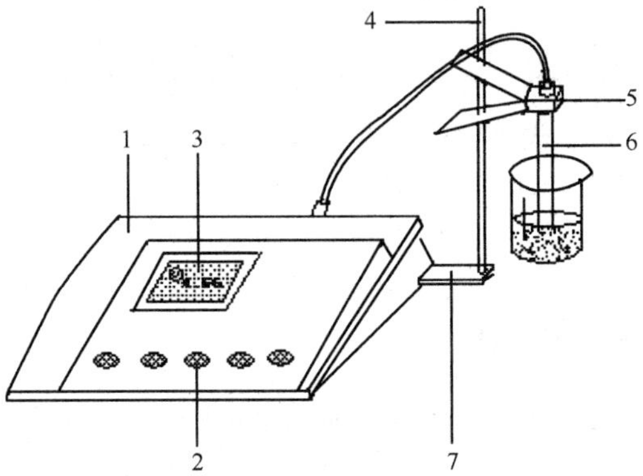

图 3-12　pHS-25 数显酸度计示意图

1.机箱；2.键盘；3.显示器；4.电极梗；5.电极夹；6.电极；7.电极梗固定座

（2）pHS-25 型数显酸度计液晶 pHS-25 型数显酸度计液晶显示说明见图 3-13。

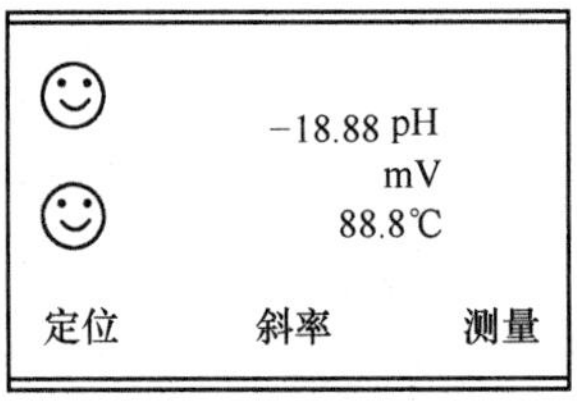

图 3-13　pHS-25 酸度计液晶显示图

–18.88：作为 pH、mV 测量数值；88.8：作为温度显示数值；笑脸：测量状态，斜率≥85%时显示；哭脸：测量状态，斜率<85%时显示玻璃电极性能下降，应及时更换；pH、mV：作为 pH、mV 测量数值相应显示单位；℃：作为温度显示单位；℃闪烁时作为温度调节状态；定位、斜率、测量：分别显示在相应工作状态

（3）pHS-25 型数显酸度计键盘 pHS-25 型数显酸度计键盘说明见表 3-15。

表 3-15　仪器键盘说明

按　键	功　能
pH\mV	“pH\mV”转换键，pH、mV 测量模式转换
温度	“温度”键，对温度进行手动设定
标定	“标定”键，对 pH 进行定位、斜率标定工作
△	“△”键，此键为数值上升键，按此键“△“键为调节数值上升
▽	“▽”键，此键为数值下降键，按此键“▽“键为调节数值下降
确认	“确认”键，按此键为确认上一步骤并返回 pH 测试状态或下一种工作状态。此键的另外一种功能是如果仪器操作不当出现不正常现象时，可按住此键，然后将电源开关打开，使仪器恢复初始状态。
OFF\ON	电源开关

(4) 仪器的标定：适用于 4.00pH、6.86pH、9.18 pH 标准缓冲溶液。

仪器使用前首先要标定。一般情况下仪器在连续使用时，每天要标定一次。

1) 电源开关，仪器进入 pH 测定状态。

2) 按“温度”键，使仪器进入溶液温度调节状态(此时温度单位℃指示灯闪亮)，按“△”键或“▽”键调节温度显示数值上升或下降，使温度显示值和溶液温度一致，然后按“确认”键，仪器确认溶液温度值后回到 pH 测量状态。

3) 把用蒸馏水或去离子水清洗过的电极插入 pH = 6.86(或 4.00、9.18) 的标准缓冲溶液中，按“标定”键，此时显示实测的 pH，待读数稳定后按“确认”键(此时显示实测的 pH 对应的该温度下标准缓冲溶液的标称值)，然后再按“确认”键，仪器转入“斜率”标定状态。溶液的 pH 与温度关系对照表见表 3-16。

表 3-16　缓冲溶液 pH 与温度关系对照表

温度(℃)	$0.05\ mol \cdot kg^{-1}$ 邻苯二甲酸氢钾	$0.025\ mol \cdot kg^{-1}$ 混合物磷酸盐	$0.01\ mol \cdot kg^{-1}$ 硼砂
5	4.00	6.95	9.39
10	4.00	6.92	9.33
15	4.00	6.90	9.28
20	4.00	6.88	9.23
25	4.00	6.86	9.18
30	4.01	6.85	9.14
35	4.02	6.84	9.11
40	4.03	6.84	9.07
45	4.04	6.84	9.04
50	4.06	6.83	9.03
55	4.07	6.83	8.99
60	4.09	6.84	8.97

4) 仪器在“斜率“标定状态下，把用蒸馏水或去离子水清洗过的电极插入 pH = 4.00(或 9.18、6.86) 的标准缓冲溶液中，按“标定”键，此时显示实测的 pH，待读数稳定后按“确认”键(此时显示实测的 pH 对应的该温度下标准缓冲溶液的标称值)，然后再按“确认”键，仪器自动进入 pH 测量状态。如果误使用同一标准缓冲溶液进行定位、斜率标定，在斜率标定过程中按“确认”键时，液晶显示器下方“斜率”显示会连续闪烁三次，通知使用者斜率标定错误，仪器保持上一次标定结果。

5) 用蒸馏水及被测溶液清洗电极后即可对被测溶液进行测量。

如果在标定过程中操作失误或按键按错而使仪器测量不正常，可关闭电源，然后按住“确认”键后再开启电源，使仪器恢复初始状态，然后重新标定。

经标定后，如果误按“标定”键或“温度”键，则可将电源关掉后重新开机，仪器将恢复到原来的测量状态。

标定的缓冲溶液一般第一次使用 pH = 6.86 的溶液，第二次用接近被测溶液 pH 的缓冲溶液，如果被测溶液为酸性时，缓冲溶液应选 pH = 4.00；如被测溶液为碱性时则选 pH = 9.18 的缓冲溶液。

一般情况下，在 24h 内仪器不需要再标定。

(5) 测量 pH：经标定过的仪器，即可用来测量被测溶液，根据被测溶液与标定溶液温度是否相同，其测量步骤也有所不同。具体操作步骤如下：

1) 被测溶液与标定溶液温度相同时，测量步骤如下：

A. 用蒸馏水清洗电极头部，再用被测溶液清洗一次。

B. 将电极浸入被测溶液中，用玻璃棒搅拌溶液，使其均匀，在显示屏上读出溶液的 pH。

2) 被测溶液和标定溶液温度不同时，测量步骤如下：

A. 用蒸馏水清洗电极头部，再用被测溶液清洗一次。

B. 用温度计测出被测溶液的温度值。

C. 按“温度”键，使仪器进入溶液温度状态（此时℃温度单位指示灯闪亮），按“△”键或“▽”键调节温度显示数值上升或下降，使温度显示值和被测溶液温度值一致，然后按“确认”键，仪器确定溶液温度后回到 pH 测量状态。

D. 把电极插入被测溶液内，用玻璃棒搅拌溶液，使其均匀后读出该溶液的 pH 测量值。

(6) 测量电极电位（mV 值）[1]

1) 打开电源开关，仪器进入 pH 测量状态；按“pH/mV”键，使仪器进入 mV 测量即可。

2) 把 ORP 复合电极夹在电极架上。

3) 用蒸馏水清洗电极头部，再用被测溶液清洗一次。

4) 把复合电极的插头插入测量电极插座[2]。

5) 把 ORP 复合电极浸入被测溶液内，溶液搅拌均匀后，即可在显示屏上读出该离子选择电极的电极电位（mV 值），还可自动显示±极性。

6) 如果被测信号超出仪器的测量（显示）范围，或测量端开路时，显示屏显示 1mV，作超载报警。

注释：[1]由于该仪器为 0.1 级表，用于测量 mV 时的误差较大，建议用户不要使用该表测量 mV 值。

[2]如果选用非复合型的测量电极（包括 pH 电极、金属电极等），则必须使用电极转换器（仪器选购件），将电极转换器的插头插入仪器测量电极插座，电极插头插入转换器测量电极插座处，参比电极接入参比电极接口处。

【仪器材料与试剂药品】

1. 仪器材料 酸度计 1 台，50 mL 酸式滴定管 2 支、50 mL 烧杯 6 只、玻璃搅拌棒 1 根。

2. 试剂药品 0.1 $mol \cdot L^{-1}$ HAc 溶液（已标定），pH=4.00 标准液。

【实验步骤】

1. 配制不同浓度的醋酸溶液 使用电导率法配制的 1 ~5 号溶液。

2. 测定 HAc 溶液的 pH 由稀到浓分别用 pH 计测定 5 号至 1 号溶液的 pH，计算出 α 和 K_a，并求出五次结果的平均值 $\bar{K_a}$，将结果填在表 3-17 中。

表 3-17 测 pH 求平衡常数 K_a 和电离度 α

烧杯号	1	2	3	4	5
V_{HAc} (mL)	48.00	24.00	12.00	6.00	3.00
V_{H_2O} (mL)	0.00	24.00	36.00	42.00	45.00
c_{HAc}(mol · L^{-1})					
pH					
[H$^+$](mol · L^{-1})					
[HAc] (mol · L^{-1})					
[Ac$^-$](mol · L^{-1})					
电离度 α					
K_a					

$\overline{K}_a =$

【注意事项】 测定醋酸溶液的 pH 时，溶液的浓度要由稀到浓，即测定顺序为 5 号到 1 号 HAc 溶液。

【思考题】

(1) 测定过程中如果改变醋酸溶液的温度，则 K_a 与 α 有没有变化？如何变化？

(2) 在测定醋酸溶液的 pH 时，为什么要采取由稀到浓的顺序？若采取由浓到稀的顺序测定，会有什么弊病？

实验二十五 常见离子的分离和鉴定

【实验目的与要求】

(1) 运用所学难溶电解质、配位化合物以及常见离子的性质等知识，进行常见离子的分离和鉴定；

(2) 在已学过的化学原理、化学知识和实验方法的基础上进行综合练习，使学生有更多的独立实验机会；

(3) 提高学生综合运用所学知识、解决实际问题的能力。

【实验指导】

1. 常见阳离子的一般性质

(1) 氯化物的性质：阳离子中 Ag^+、Hg_2^{2+}、Pb^{2+}三种离子的氯化物难溶。用 HCl 为组试剂可试验 Ag^+、Hg_2^{2+}、Pb^{2+}是否存在。

(2) 硫酸盐的性质：阳离子中 Ca^{2+}、Sr^{2+}、Ba^{2+}、Ag^+、Hg_2^{2+}、Pb^{2+}的硫酸盐难溶。用 H_2SO_4 为组试剂可试验 Ca^{2+}、Sr^{2+}、Ba^{2+}、Ag^+、Hg_2^{2+}、Pb^{2+}是否存在。

(3) 氢氧化物的性质：碱金属及 NH_4^+氢氧化物溶于水； Al^{3+}、Zn^{2+}、Cr^{3+}、Pb^{2+}、Sn^{2+}、Sn^{4+}、Sb^{3+}、Sb^{5+}是两性离子，其氢氧化物溶于过量 NaOH；Ag^+、Zn^{2+}、Co^{2+}、Ni^{2+}、Cu^{2+}、 Cd^{2+}的氢氧化物溶于过量氨水。

(4) 碳酸盐的性质：Ca^{2+}、Sr^{2+}、Ag^+、Ba^{2+}、Mg^{2+}、Mn^{2+}、 Hg_2^{2+}碳酸盐不溶于水。

(5) 硫化物的性质：硫化物溶于水的有碱金属、碱土金属及 NH_4^+；溶于酸的有 Fe^{3+}、 Fe^{2+} 、Zn^{2+}、Co^{2+}、Mn^{2+}、Ni^{2+}、Cr^{3+}、Al^{3+}；溶于 Na_2S 的有 Hg^{2+}、As^{3+}、Pb^{2+}、Sb^{5+}、Sn^{4+}、Sb^{3+}。

2. 常见阴离子的一般性质 阴离子多数是由两种以上元素构成的酸根或配离子。所以尽管组成阴离子的元素不多，但阴离子数目很多。有时组成元素相同，但却以多种形式存在。因此不能只鉴定是哪一种元素，要具体指出是哪一种阴离子。阴离子的性质表现为以下几个方面：

(1)易挥发性：许多阴离子与酸作用，生成挥发性气体，可根据气体的性质检出。

$$CO_3^{2-} + 2H^+ = CO_2\uparrow + H_2O$$

$$SO_3^{2-} + 2H^+ = SO_2\uparrow + H_2O$$

(2)氧化还原性：氧化性阴离子不能与还原性阴离子共存，例如：

$$2NO_2^- + 2I^- = I_2 + 2NO\uparrow + 2H_2O$$

具有还原性的阴离子有 SO_3^{2-}、AsO_3^{3-}、$C_2O_4^{2-}$、$S_2O_3^{2-}$、S^{2-}、I^-、CN^-、Br^-、Cl^-、SCN^-；具有氧化性的阴离子有 AsO_4^{3-}、ClO_3^-、IO_3^-。

(3)形成配合物的性质：有些阴离子如 PO_4^{3-}、$C_2O_4^{2-}$、 CN^-、 $S_2O_3^{2-}$、F^- 、I^-、Br^-、Cl^-、NO_2^-等能作为配体与金属阳离子形成配合物，因此在检出这些阴离子时，必须事先把除碱金属以外的阳离子除去。

3. 物质检验的方法 物质检验一般包括取样、操作、现象、结论四个部分：

(1)"先取样，后操作"。如果样品是固体，一般先用水溶解、配成溶液后再检验。

(2)要"各取少量溶液分别加入几只试管中"进行检验，不得在原试剂瓶中进行检验。

(3)要"先现象，后结论"，如像碳酸钠溶液中滴加盐酸，所观察到的现象应记录为"有气泡产生"或"有无色气体放出"，不能说成"碳酸钠和盐酸反应放出二氧化碳"，或"有无色二氧化碳气体放出"。

(4)复习教材难溶电解质、配位化合物和 p 区、d 区某些元素性质等相关知识。

【仪器材料与试剂药品】 自行选择实验用试剂药品、材料、仪器设备。

【实验步骤】

1. 查找资料，设计并鉴定下列离子，明确所用仪器及试剂药品。

(1) NO_3^-、NO_2^-、PO_4^{3-}、$S_2O_3^{2-}$、SO_3^{2-}、SO_4^{2-}、Cl^-、Br^-、I^-。

(2) MnO_4^-、$Cr_2O_7^{2-}$、Hg^{2+}、Hg_2^{2+}、Zn^{2+}、Fe^{3+}、Fe^{2+}、Cu^{2+}。

2. 查找资料，设计并完成 Ag^+、Cu^{2+}、Fe^{3+}混合液中的离子分离与鉴定，明确所用仪器及试剂药品。

3. 完成实验报告(实验原理、实验步骤、结果与讨论)。

【注意事项】

(1)设计的实验方案经指导教师审核后，才可进实验室完成实验。

(2)实验所用的仪器材料与试剂药品尽量用实验室有的。

【思考题】

(1)怎样分离 Ag^+、Cu^{2+}、Fe^{3+}的混合溶液？

(2)自行设计 Cl^-、Br^-、I^-混合液的分离与鉴定。

(3)做这个实验你有哪些收获？

实验二十六 缓冲溶液的配制及 pH 的测定

【实验目的与要求】

(1)使学生掌握缓冲溶液配制方法及用酸度计测定溶液 pH 的方法；

(2)使学生熟悉移液管、容量瓶等玻璃仪器的使用方法；

(3)培养学生设计实验能力及科学研究兴趣，锻炼学生独立实验的能力。

【实验指导】

由弱酸和它的共轭碱或由弱碱及其共轭酸所组成的溶液具有抵抗外加少量强酸或强碱、保持溶液 pH 基本不变的作用，化学上把这种能抵抗外加少量强酸或强碱，而维持 pH 基本不发生变化的溶液称为缓冲溶液。缓冲溶液之所以具有缓冲作用，是因为溶液中同时存在较大量的共轭酸和共轭碱，能通过平衡移动来缓冲溶液的 pH。

$$NaA = Na^+ + A^- \qquad HA \rightleftharpoons H^+ + A^-$$

当向溶液中加入少量强酸时，抗酸成分 A^- 发挥抗酸作用，与 H^+ 结合，使平衡逆向移动，$[H^+]$降低，使溶液 pH 基本保持不变；当向溶液中加入少量强碱时，强碱解离产生的 OH^- 与 H^+ 结合，使平衡正向移动，抗碱成分 HA 发挥抗碱作用，解离出 H^+ 以弥补 H^+ 的减少，使溶液 pH 基本保持不变。

计算缓冲溶液 pH 的最简公式为：

$$pH = pK_a^\theta + \lg\frac{c_{共轭碱}}{c_{共轭碱}} \tag{3-11}$$

【仪器材料与试剂药品】　自行选择实验用试剂药品、材料、仪器设备。

【实验步骤】

(1) 查找资料，设计配制 pH=4.5 和 pH=9.5 的缓冲溶液各 250 mL 的方法，明确所用仪器及试剂药品。

(2) 配制 pH=4.5 和 pH=9.5 的缓冲溶液各 250 mL。

(3) 用酸度计或精密 pH 试纸校正自己配制的缓冲溶液 pH，并分析引起误差的原因。

(4) 向所配制的缓冲溶液中分别滴加少量 HCl 溶液和 NaOH 溶液，看 pH 有什么变化。

(5) 完成实验报告(实验原理、实验步骤、结果与讨论)。

【注意事项】

(1) 设计的实验方案经指导教师审核后，才可进实验室完成实验。

(2) 实验所用的仪器材料与试剂药品尽量用实验室有的。

【思考题】

(1) 缓冲溶液为什么具有缓冲作用？

(2) 还有没有其它的方法来配制这些缓冲溶液？

实验二十七　三草酸合铁(III)酸钾的制备、组成测定及表征

【实验目的与要求】

(1) 掌握配合物的制备、定性、化学分析的基本操作；

(2) 通过设计性实验的基本训练，培养学生分析问题与解决问题的能力。

【实验指导】　三草酸合铁(III)酸钾易溶于水(溶解度 0℃，4.7 g/100 g；100℃，117.7 g/100 g)，难溶于乙醇。110℃下可失去全部结晶水，230℃时分解。此配合物对光敏感，受光照射分解变为黄色：

$$2K_3[Fe(C_2O_4)_3] \xrightarrow{光} 3K_2C_2O_4 + 2FeC_2O_4 + 2CO_2$$

因其具有光敏性，所以常用来作为化学光量计。另外它也是一些有机反应良好的催化剂。其合成工艺路线有多种，方法之一是首先由硫酸亚铁铵与草酸反应制备草酸亚铁：

$$(NH_4)_2Fe(SO_4)_2 \cdot 6H_2O + H_2C_2O_4 \rightarrow FeC_2O_4 \cdot 2H_2O\downarrow + (NH_4)_2SO_4 + H_2SO_4 + 4H_2O$$

然后在有过量草酸根存在下，用过氧化氢氧化草酸亚铁即可得到三草酸合铁(III)酸钾，同时有氢氧化铁生成：

$$6FeC_2O_4 \cdot 2H_2O + 3H_2O_2 + 6K_2C_2O_4 \rightarrow 4K_3[Fe(C_2O_4)_3] + 2Fe(OH)_3 + 12H_2O$$

加入适量草酸可使 $Fe(OH)_3$ 转化为三草酸合铁(III)酸钾配合物：

$$2Fe(OH)_3 + 3H_2C_2O_4 + 3K_2C_2O_4 \rightarrow 2K_3[Fe(C_2O_4)_3] \cdot 3H_2O$$

再加入乙醇，放置即可析出产物的结晶。其后几步总反应式为：

$$2FeC_2O_4 \cdot 2H_2O + H_2O_2 + 3K_2C_2O_4 + H_2C_2O_4 \rightarrow 2K_3[Fe(C_2O_4)_3] \cdot 3H_2O$$

【实验步骤】

(1) 查找资料，设计三草酸合铁(III)酸钾的制备方法。明确所用仪器及试剂药品，并用流程图表示制备过程。

(2) 制备三草酸合铁(III)酸钾实验。

(3) 定性检定 K^+、Fe^{3+}、$C_2O_4^{2-}$。

(4) 计算产率。

(5) 完成实验报告(实验原理、实验步骤、结果与讨论)。

【注意事项】

(1) 设计的实验方案经指导教师审核后，才可进实验室完成实验。

(2) 实验所用的仪器材料与试剂药品尽量用实验室有的。

【思考题】

(1) 影响三草酸合铁(III)酸钾产量的主要因素有哪些？

(2) 三草酸合铁(III)酸钾见光易分解，应如何保存？

第四章　视频演示实验

实验二十八　纸上电泳法分离氨基酸

【实验目的与要求】

(1) 掌握纸上电泳法分离氨基酸；

(2) 了解纸上电泳的原理。

【实验指导】　在电场中带电粒子向着与其电性相反的电极移动的现象，称为电泳。以滤纸为带电粒子溶液支持物的电泳称为纸上电泳。纸上电泳常用于氨基酸、蛋白质、糖类、配位化合物、染料等物质的分离。

氨基酸在其等电点 pI 时，以两性离子存在，不带电，在电场中其既不向阴极移动也不向阳极移动。当 pH 小于 pI 时，氨基酸带正电，在电场中其向阴极移动，而当 pH 大于 pI 时，氨基酸带负电，在电场中其向阳极移动。此外，电泳体系缓冲溶液 pH 偏离氨基酸 pI 越远，氨基酸带电量越多，其移动速度越快。因此，可利用氨基酸离子在电场中移动的方向和速度不同而分离不同氨基酸(见图 4-1)。

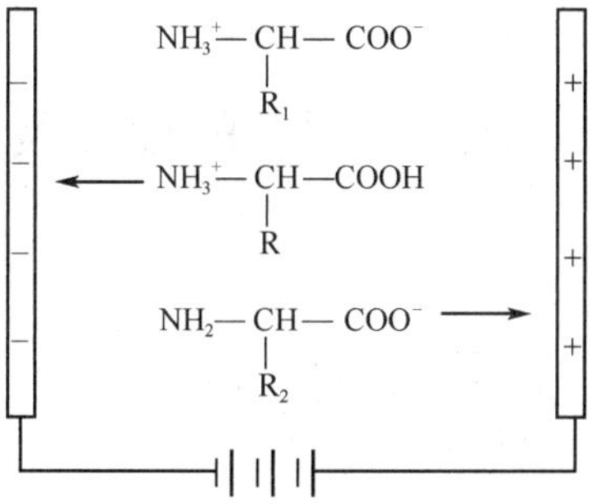

图 4-1　带电氨基酸转移方向

【仪器材料与试剂药品】

1. 仪器材料　电泳仪；层析滤纸(10cm×20cm)1 张；毛细管(内径约 1mm)3 个；喷雾器 1 个；喷雾器 1 个；电吹风 1 个；夹子 2 把；尺子 1 把；铅笔 1 只。

2 试剂药品　1%茚三酮丙酮溶液；0.2%精氨酸水溶液；0.2%天冬氨酸水溶液；天冬氨酸与精氨酸混合溶液；pH=8.9 巴比妥缓冲溶液(将 1.84g 二乙基巴比妥酸和 10.30g 二乙基巴比妥酸钠溶于 1000mL 蒸馏水中)。

【实验步骤】

1. 点样和润湿　在滤纸中央用铅笔划一横线，等距离地标上 A、B、C 三点。在 A 点点上精氨酸水溶液，在 B 点点上天冬氨酸与精氨酸混合溶液，在 C 点点上天冬氨酸水溶液。凉干后，滤纸放在电泳槽的支架上，两端浸入电泳槽里的巴比妥缓冲溶液中，盖上槽盖。当滤纸润湿至距样品点 1.0 cm 左右处时，用夹子夹出，沿水平方向拉直，使缓冲液向中间样品扩散，直到两侧缓冲溶液都接触到样品。待样品润湿后，将滤纸夹在干滤纸上轻压，吸去多余的缓冲溶液。

2. 电泳　电泳仪装置如图 4-2。将润湿过的滤纸放在电泳槽的支架上，盖上槽盖，通电，调节电压至 300V 左右，通电 20 min。

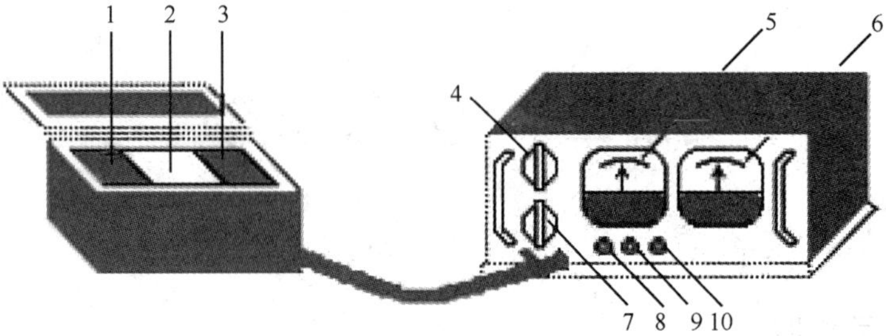

图 4-2　电泳仪示意图

1.　液槽；2.支架；3.液槽；4.电压范围 50～5000V；5.伏特计；6.毫安计；7.输出调节；8.开关；9.输出保护；10.指示灯

3. 显色　电泳结束后，关闭电源，用夹子夹出滤纸，热风吹干，均匀地喷上茚三酮丙酮溶液，用热风吹至显出斑点为止，最后用铅笔画出。

【注意事项】

(1) 根据实际分离情况选取层析滤纸的大小。

(2) 如果一个电泳槽同时放多张滤纸，应全部放好后一起通电，以免操作过程中触电。

【思考题】

(1) 纸层析法与纸上电泳法的原理有何不同？

(2) 已知苯丙氨酸的 pI=5.48，赖氨酸的 pI=9.74，电泳介质的 pH=9，则苯丙氨酸与赖氨酸各带何种电荷？电泳时，它们各向哪一电极移动？

实验二十九　烟碱的提取及性质

【实验目的与要求】

(1) 掌握水蒸气蒸馏提取烟碱的方法；

(2) 通过烟碱的有关反应熟悉生物碱的一些性质；

(3) 熟悉水蒸气蒸馏的基本原理与装置的安装；

(4) 了解烟碱提取的基本原理。

【实验指导】

1. 水蒸气蒸馏

(1) 基本原理：将水蒸气通入有机物中或使有机物与水共沸而蒸出的操作过程称为水蒸气蒸馏。水蒸气蒸馏是用来分离纯化与水不相混溶的挥发性有机物常用的方法。

当有机物与水一起存在时，根据道尔顿分压定律，混合物总蒸气压等于各组分蒸气压之和，即：$P=P_A+P_{H_2O}$（P 为总蒸气压，P_A 为有机物蒸气压，P_{H_2O} 为水蒸气压）。当总蒸气压等于外界大气压时，混合物开始沸腾，这时混合物总蒸气压大于任一组份的蒸气压，而混合物的沸点比其中任一组份的沸点都低。因此，在常压及低于 100℃的情况下，采用水蒸气蒸馏能将高沸点组分与水一起被蒸馏出来。

馏出液中有机物与水的质量之比可按式(4-1)计算：

$$m_A/m_{H_2O}= M_A\ P_A/\ M_{H_2O}\ P_{H_2O} \tag{4-1}$$

式中 m_A 与 m_{H_2O} 为有机物和水的质量，M_A 与 M_{H_2O} 为有机物和水的摩尔质量。

(2) 水蒸气蒸馏装置：水蒸气蒸馏装置(图 4-3)包括水蒸气发生器、蒸馏部分、冷凝部分和接收器四部分。

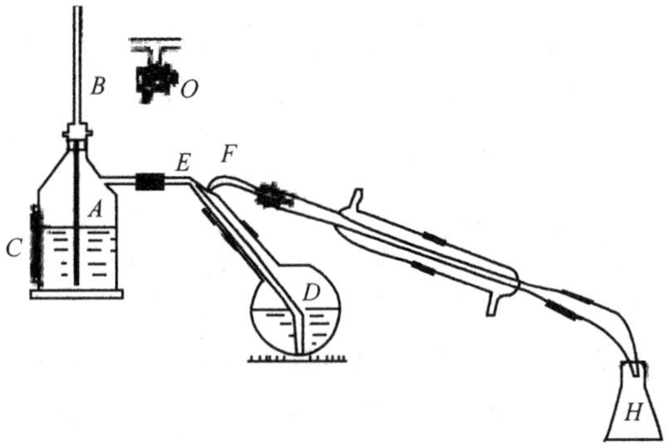

图 4-3　水蒸气蒸馏装置

A.水蒸气发生器；B.安全管；C.水位指示；D.蒸馏烧瓶；E.水蒸气导入管；F.馏出液导出管；G.螺旋夹；H. 接收器

1) 水蒸气发生器：水蒸气发生器 A 通常是由金属制成，也可用短颈圆底烧瓶代替。发生器中盛水的体积约占容器体积的 1/2～3/4。水蒸气发生器上的安全管 B 用于调节发生器内的压力，其下端应接近发生器的底部。发生器侧面的玻璃管 C 为液面计，其水位高低与升降情况可判断系统是否阻塞。发生器与盛物的圆底烧瓶 D 之间的 T 形管下端连接的螺旋夹 G 用于除去冷凝下来的水滴。应尽量缩短水蒸气发生器与盛物的圆底烧瓶之间距离，以减少水气的冷凝。

2) 蒸馏部分：蒸馏部分通常由长颈圆底烧瓶 D、双孔塞和两个玻璃弯管组成。瓶内的液体量不能超过其容积的 1/3。为防止瓶中液体冲入冷凝管内，应将烧瓶的位置向水蒸气发生器的方向倾斜 45°。蒸汽导入管 E 的末端应弯曲，使之垂直地正对瓶底中央并伸到接近瓶底。蒸汽导出管 F 孔径最好比管 E 大一些。少量物质的水蒸气蒸馏，可用克氏蒸馏瓶代替圆底烧瓶(如图 4-4)，有时也可以直接利用三颈瓶来代替圆底烧瓶(如图 4-5)。

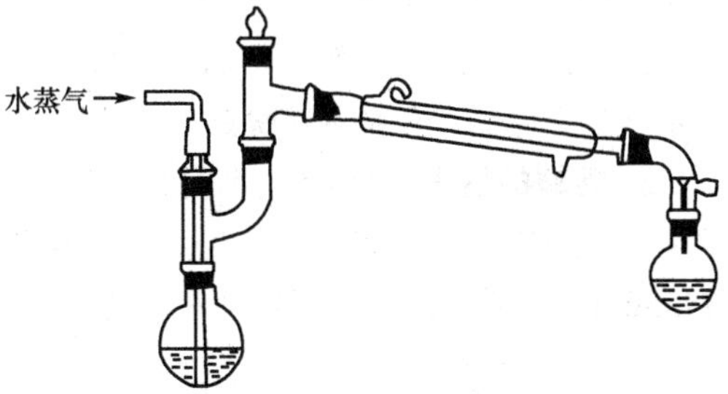

图 4-4　克氏蒸馏瓶(头)进行少量物质的水蒸气蒸馏

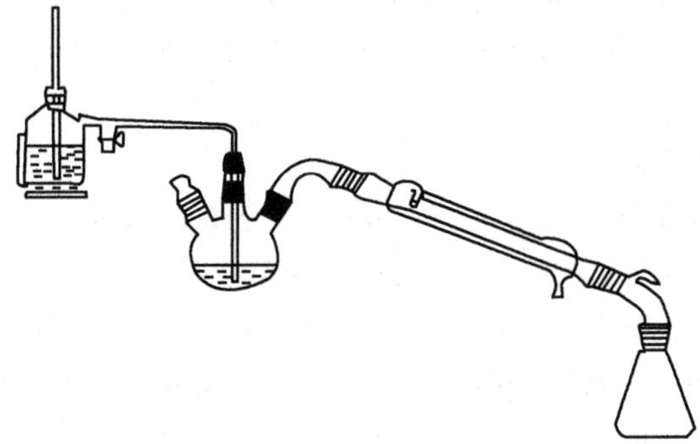

图 4-5　三颈瓶代替圆底烧瓶进行水蒸气蒸馏

3) 冷凝部与接收器：在蒸馏的冷凝部分，应控制冷凝水的流量略大些，以保证混合物蒸气在冷凝管中全部冷凝。但若蒸馏物为高熔点有机物，在冷凝过程中析出固体时，应调低冷凝水流速或暂停通入冷凝水，待设法使固体熔化后，再通冷凝水。接受器 H 通过接液管收集馏液，接受器外围可用冷水浴冷却。

(3) 水蒸气蒸馏装置的安装：水蒸气蒸馏装置的安装与蒸馏装置的安装相似。

(4) 水蒸气蒸馏操作：按图装置安装完毕后，将被蒸馏物置于蒸馏烧瓶 D 中，水蒸气发生器 A 中加水体不超过其容积的 3/4，加入几粒沸石或碎瓷片。旋开螺旋夹 G，加热水蒸气发生器，水接近沸腾后，将螺旋夹 G 夹紧，使水蒸气均匀地进入圆底烧瓶 D 中。

当馏出液澄清透明，不再含有油珠状的物质时，打开螺旋夹 G，移去热源，停止蒸馏。馏出物和水的分离方法，根据具体情况决定。

进行水蒸气蒸馏操作时应注意：

a.在蒸馏过程中，如由于水蒸气的冷凝而使蒸馏烧瓶内液体量超过烧瓶容积的 2/3 时，或者水蒸气蒸馏速度较慢时，应将蒸馏部分隔石棉网适当加热，调节加热速度(每秒钟馏出 1～2 滴)，使水蒸气能全部在冷凝管中冷凝下来。但如果瓶内崩跳剧烈，则不应加热，以免发生意外。

b.在蒸馏过程中，如发现安全管 B 的水位迅速上升，则表示系统中发生了堵塞。此时应立即打开螺旋夹 G，移去热源，待排除堵塞后再继续进行水蒸气蒸馏。

c.在蒸馏过程中，须经常检查安全管 B 中的水位是否正常，有无倒吸现象，蒸馏部分混合物是否溅飞厉害。一旦发生异常情况，应立即旋开螺旋夹 G，移去热源，待排除故障后再继续进行水蒸气蒸馏。

d.如待蒸馏物的熔点高，冷凝后析出固体，则应调小冷凝水的流速或停止冷凝水流入，甚至将冷凝水放出，待物质熔化后再小心而缓慢地通入冷却水。

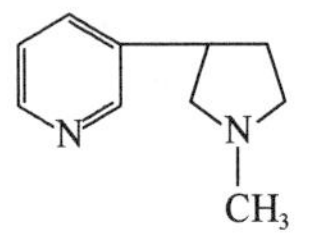

图 4-6　烟碱结构图

e.在蒸馏中断或蒸馏完毕后，一定要先打开螺旋夹 G，通大气，然后才可停止加热，否则蒸馏烧瓶 D 中的液体将会倒吸到发生器 A 中。

2. 烟碱的性质　烟碱(又名尼古丁，结构见图 4-6)是烟草中的一种主要生物碱。在常温下其为无色或淡黄色液体，沸点为 247℃/745mmHg，剧毒，具有挥发性和旋光性，易溶于乙醇、乙醚等有机溶剂。

烟碱容易被氧化剂氧化成烟酸。烟碱也可以与苦味酸、碘液等生物碱沉淀剂发生沉淀反应。此外，烟碱的碱性很强，容易与盐酸反应生成烟碱盐酸盐而溶于水。烟碱盐酸盐溶液加入 NaOH 后可使烟碱游离。由于游离烟碱在 100℃左右具有一定的蒸气压，故可用水蒸气蒸馏法分离提取。

【仪器材料与试剂药品】

1. 仪器材料　铁制水蒸汽发生器 1 个；100mL 长颈圆底烧瓶 1 个；50mL 圆底烧瓶 1 个；100mL 锥型瓶 1 个；100mL 量筒 1 个；球形冷凝管和直形冷凝管各 1 个；T 形管 1 个；吸滤瓶 1 个；螺旋夹 1 个；布氏漏斗 1 个；尾接管 1 个；安全管 1 个；试管 4 支；玻璃弯管 2 支；搅拌棒 1 个；碎瓷片或沸石；滤纸；pH 试纸；胶管；胶塞 4 个；托盘天平；酒精灯；加热套；水泵。

2. 试剂药品　粗烟叶或烟丝；25%NaOH 溶液；10%HCl 溶液；0.5%KMO_4 溶液；5%$CuSO_4$ 溶液；5%$NaCO_3$ 溶液；碘液；饱和苦味酸；酚酞。

【实验步骤】

1. 烟碱的提取

(1)烟碱的粗提取：称取 1.0 g 烟丝，放入 50mL 圆底烧瓶中，加入 20 mL 10%HCl 和几粒碎瓷片或沸石，装上冷凝管加热回流(如图 4-7)，20min 后，趁热用预先在水浴中加热好的布氏漏斗和吸滤瓶抽气过滤，25%NaOH 中和滤液至显碱性。

(2)水蒸气蒸馏提取烟碱：按图 4-3 装好水蒸气蒸馏装置。将约 30mL 烟碱粗提取液加入到 100mL 的长颈蒸馏烧瓶 D 中，往水蒸气发生器 A 中注入约占容积 3/4 的热水，加入几粒沸石或碎瓷片。检查整个装置是否漏气后，旋开螺旋夹 G，加热水蒸气发生器，水接近沸腾后，夹紧螺旋夹 G，使水蒸气均匀地进入圆底烧瓶 D，开始蒸馏。当收集约 20mL 烟碱馏出液时，打开弹簧夹 G，移去热源，停止蒸馏。

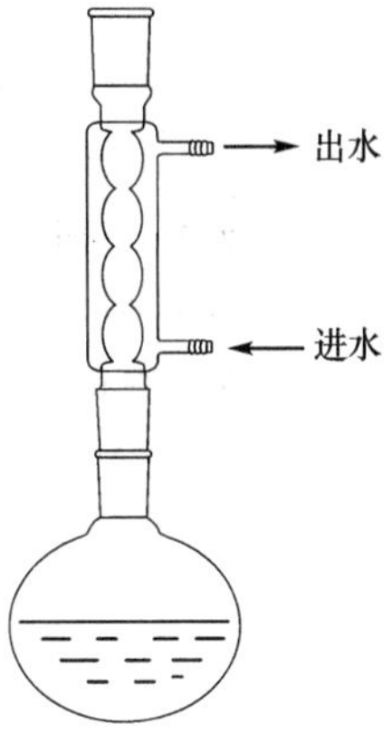

图 4-7 回流装置

2. 氧化反应

取一支试管加 5 滴烟碱馏出液，再分别滴加 1 滴 0.5%KMO_4溶液和 3 滴 5%Na_2CO_3溶液，摇动试管，观察有什么现象？再滴加 2～3 滴 5%$CuSO_4$溶液，震荡试管，观察又有什么现象？解释这些现象。

3. 沉淀反应

取 2 支试管各加 5 滴烟碱馏出液，再分别作如下实验：

a.在第一支试管中加 5 滴碘液[1]，边滴加边震，观察有什么现象？

b.在第二支试管中逐滴滴加 6 滴饱和苦味酸溶液，边滴加边震，观察有什么现象？

4. 碱性实验

取一支试管加 1mL 烟碱馏出液，然后滴加一滴酚酞试剂，观察有什么现象并加以解释。

【注意事项】 注意事项见水蒸气蒸馏装置与水蒸气操作。

【思考题】

(1)为什么不能采用常压蒸馏法从烟草中提取烟碱？

(2)在粗提取烟碱的水溶液中为什么要先加盐酸，后加氢氧化钠？

【注释】 [1]克 KI 溶于 100mL 蒸馏水中，然后加 0.5g 碘，加热溶解得红色清亮溶液。

参考文献

北大化学系. 1990. 有机化学实验. 北京：北京大学出版社

常东胜. 2011. 医学化学实验. 北京：科学出版社

常东胜. 2013. 医学化学实验. 北京：中国医药科技出版社

夏春辉. 2005. 有机化学实验. 哈尔滨：黑龙江人民出版社

张杰. 2006. 医学化学实验技术. 北京：北京大学医学出版社

附　　录

一、希腊字母表

序号	大写字母	小写字母	中文注音
1	Α	α	阿尔法
2	Β	β	贝塔
3	Γ	γ	伽马
4	Δ	δ	德尔塔
5	Ε	ε	伊普西龙
6	Ζ	ζ	截塔
7	Η	η	艾塔
8	Θ	θ	西塔
9	Ι	ι	约塔
10	Κ	κ	卡帕
11	Λ	λ	兰布达
12	Μ	μ	缪
13	Ν	ν	纽
14	Ξ	ξ	克西
15	Ο	ο	奥秘克戒
16	Π	π	派
17	Ρ	ρ	柔
18	Σ	σ	西格马
19	Τ	τ	套
20	Υ	υ	宇普西龙
21	Φ	φ	斐
22	Χ	χ	喜
23	Ψ	ψ	普西
24	Ω	ω	欧米伽

二、液体的折光率（25℃；钠光　λ=589.3nm）

名　　称	n_D	名　　称	n_D
甲　　醇	1.326	氯　　仿	1.444
水	1.33252	四氯化碳	1.459
乙　　醚	1.352	乙　　苯	1.493
丙　　酮	1.357	甲　　苯	1.494
乙　　醇	1.359	苯	1.498
乙酸乙酯	1.370	溴　　苯	1.557
正己烷	1.372	苯　　胺	1.583

三、常用酸碱的相对密度、质量分数、质量浓度和物质的量浓度

1. 酸溶

酸的名称和化学式	相对密度（20℃）	质量分数	质量浓度（$g \cdot ml^{-1}$）	物质的量浓度（$mol \cdot L^{-1}$）
浓盐酸 HCl	1.19	37.23%	—	12
稀盐酸 HCl	—	—	0.10	2.8
稀盐酸 HCl	1.10	20.0%	—	6
稀盐酸 HCl	—	7.15%	—	2

续表

酸的名称和化学式	相对密度(20℃)	质量分数	质量浓度($g \cdot ml^{-1}$)	物质的量浓度($mol \cdot L^{-1}$)
浓硝酸 HNO_3	1.42	69.8%	—	16
稀硝酸 HNO_3	—	—	0.10	1.6
稀硝酸 HNO_3	1.20	32.36%	—	6
稀硝酸 HNO_3	—	—	—	2
浓硫酸 H_2SO_4	1.84	98%	—	18
稀硫酸 H_2SO_4	—	—	1.10	1
稀硫酸 H_2SO_4	1.18	24.8%	—	3

2. 碱溶液

碱的名称和化学式	相对密度(20℃)	质量分数	物质的量浓度($mol \cdot L^{-1}$)
浓氨水 $NH_3 \cdot H_2O$	0.90	25%～27%(NH_3)	15
稀氨水 $NH_3 \cdot H_2O$	—	10%	6
稀氨水 $NH_3 \cdot H_2O$	—	2.5%	1.5
氢氧化钠 NaOH	1.56	52%	20